GUIDE THERMAL

GUIDE THERMAL

LES
EAUX SULFUREUSES THERMALES
DES PYRÉNÉES
LEURS VERTUS, LEURS DANGERS
MÉTHODE & ERREMENTS

PAR

Le Docteur P.-G. FARGES

DE LA FACULTÉ DE MÉDECINE DE PARIS
ANCIEN MÉDECIN A L'HÔPITAL MILITAIRE DE LUXEMBOURG
ET A L'HOSPICE DES IRLANDAIS
MÉDECIN CONSULTANT AUX EAUX DE CAUTERÊTS

La cure minérale ne représente qu'un temps
ou une période du traitement. Avant
comme après, il faut intervenir.

LASÈGUE.

G. STEINHEIL, ÉDITEUR
PARIS
2, RUE CASIMIR DELAVIGNE
—
1886

Tous droits d'auteur réservés.

LES
EAUX SULFUREUSES THERMALES

DES PYRÉNÉES

LEURS VERTUS, LEURS DANGERS

MÉTHODE & ERREMENTS

PAR

Le Docteur P.-G. FARGES

DE LA FACULTÉ DE MÉDECINE DE PARIS
ANCIEN MÉDECIN A L'HÔPITAL MILITAIRE DE LUXEMBOURG
ET A L'HOSPICE DES IRLANDAIS
MÉDECIN CONSULTANT AUX EAUX DE CAUTERÊTS

> La cure minérale ne représente qu'un temps
> ou une période du traitement. Avant
> comme après, il faut intervenir.
>
> LASÈGUE .

G. STEINHEIL, ÉDITEUR

PARIS

2, RUE CASIMIR DELAVIGNE

1886

LES

EAUX SULFUREUSES THERMALES

DES PYRÉNÉES

I. — CLIMATOLOGIE DES MONTAGNES.

Les saisons, à ces altitudes, retardent généralement de deux mois sur celles de la plaine, surtout à Baréges et à Cauterèts.

Juin représente Avril souvent avec ses giboulées, ses coups de vent et même d'épais brouillards. L'été survient alors sans transition, troublé fréquemment encore par des averses et des orages.

A ce froid subit, la peau ferme ses pores, la masse de liquides sudoraux et sanguins reflue de la périphérie du corps vers les organes profonds. C'est un phénomène en quelque sorte analogue à celui que les botanistes ont nommé *le coup de bélier*, dans les végétaux: un arrêt soudain de la sève, son refoulement dans l'intérieur des tissus. Ce peut être une occasion de mort pour le végétal, de mort partielle le plus souvent.

Pour l'homme, opposant infiniment plus d'élasticité aux influences saisonnières, des répercussions intestinales, bronchitiques, articulaires, seront le moindre accident; mais des inflammations, des hémorrhagies pulmonaires, prouveront, chez les sujets prédisposés, à quel point la vitalité des tissus a été frappée.

Parfois, l'été, la haute température des vents du Sud, dits d'Espagne, trop faibles pour brasser l'atmosphère et y établir des courants, volatilise lentement les vapeurs pompées de nos froides gorges, raréfie l'air, déverse dans la vallée une chaleur de plomb, conditions particulièrement défavorables aux asthmatiques, cardiopathes, cérébraux, et à toute cette tribu de sujets congestionnés aisément ou dont le système nerveux a besoin d'une certaine stimulation pour garder son équilibre.

Inversement des saisons chaudes en retard, l'automne hâtif commence à la fin d'Août. Septembre est doté parfois d'un ciel sans nuage, d'une atmosphère tempérée et délicieuse; mais, le plus souvent, surviennent des brumes épaisses et les froides pluies d'hiver. Alors, noyée dans une humidité pénétrante, la Station devient un séjour dangereux qu'on s'empresse de déserter.

Donc, en réalité, *la bonne saison thermale ne se compose que de deux mois : Juillet et Août.*

II.—INFLUENCE DE L'ALTITUDE SUR L'ORGANISME.

A ces altitudes d'environ 1000 mètres, le corps est allégé d'un poids d'à peu près 200 kilog.; d'où une plus grande agilité, l'accroissement de la tension gazeuse intra-thoracique, l'expansion de la poitrine, l'élargissement de ses diamètres. De plus, la diminution de la pression de l'air sur le réseau vasculaire du poumon permet au sang d'y affluer comme à toutes les surfaces du corps en contract immédiat avec l'atmosphère.

Cette surabondance de sang et, conséquemment, de source d'oxygénation dans le réservoir aérien, compense la diminution d'oxygène à ces hauteurs. Elle explique encore comment le jeu pulmonaire et le cycle circulatoire accélérés tout d'abord pour recouvrer la provision d'air accoutumée, s'atténuent peu à peu et prennent un rythme plus lent que d'ordinaire, grâce à l'équilibre rétabli par le développement graduel de la poitrine, modification heureuse pour les organismes surexcités.

L'amoindrissement de pression rendrait compte dans une certaine mesure de ces crachements de sang survenant parfois, même avant tout traitement thermal, des recrudescences de sécrétions bronchiques, d'exhalations séreuses de la peau (Eczéma), enfin d'une transpiration plus abondante qu'exagère d'autre part la calorification spéciale à ces régions élevées quand le corps est exposé à l'action directe des rayons lumineux.

Inversement, à l'ombre, l'air est plus froid dans la montagne, mais bien que l'humidité soit plus répandue que dans la plaine, l'atmosphère raréfiée la rend moins pénétrante durant la belle saison.

III. — HYGIÈNE ALIMENTAIRE.

Rien de plus réjouissant pour nombre de débarqués que cet appétit nouveau si entreprenant et que rien ne rassasie.

Rien de plus commun, après quelques jours, que l'affaissement de cet appétit, la répulsion pour les aliments, une interversion complète des dispositions gastriques.

On est loin cependant de la saturation thermale ; jamais elle n'est atteinte avec cette promptitude.

Mais à part des cas où les Eaux peuvent être incriminées, ce dégoût, d'où vient-il ?

L'air et l'oxygène se raréfiant avec l'altitude, la quantité croissante des aliments n'a pu trouver l'équivalence de ses éléments réducteurs ; une partie a été brûlée, l'autre est demeurée à l'état de masse indigérée et encombrante.

La répétition de ce fait a amené l'embarras gastrique : constipation, diarrhée, parfois vomissements, fièvre et maux de tête.

Encore s'ils résultaient d'aliments parfaits ; mais c'est le plus souvent de ces apéritifs menteurs : charcuterie, poisson conservé, mollusques plus ou moins altérés à cette distance des plages, enfin viandes de la veille enrobées dans des sauces de haut goût dissimulatrices, toutes salaisons, épices desséchant ou irritant la muqueuse gastro-intestinale, qui se couvre de sécrétions épaisses au détriment de ses sucs digestifs ou réagit plus violemment par des évacuations liquides.

Elles sont provoquées encore par les fruits dont les meilleurs ne sont jamais à maturité.

IV. — HYGIÈNE DE LA PROMENADE

Rien de plus illogique que de marcher après boire ; et j'ai peine à croire qu'un pareil préjugé ait été accrédité par des médecins. Il faut être jeune ou avoir un estomac robuste pour y secouer sans inconvénient de l'eau ou d'autres aliments et les faire digérer. La nature qui tolère chez quelques-uns ce contre-sens physiologique, se montre pour beaucoup sévère et intraitable ; elle-même *inflige le clapotement comme une maladie.*

Nombre de dyspeptiques, après avoir épuisé toute la série des médicaments et des régimes, guidés par leur seul instinct, boivent peu et demeurent assis immobiles, vingt, trente minutes, une heure même, après le repas. Le fonctionnement digestif ne commence et ne suit qu'à cette condition. Tout au plus une promenade à pas lents avec fréquents intervalles de repos est-elle tolérée ; L'entreprendre sur une rampe aussi fatigante que celle de la Raillère, ce peut être pernicieux à beaucoup.

Les Eaux où l'on conseille d'alterner la marche avec la boisson, sont laxatives ou purgatives ; encore n'en peut-on absorber les doses comme lorsqu'on reste en repos ; l'exercice accélère leurs effets, c'est-à-dire l'indigestion.

En dehors des heures de traitement, la promenade, pour être hygiénique, doit être exempte de trop de hâte et de refroidissement. Car s'il est vrai que les combustions intérieures croissent avec le développement et l'activité des efforts musculaires, il est vrai d'autre part, que leurs résidus ne peuvent être éliminés aussi promptement qu'ils sont formés ; leur excès s'accumule dans les tissus et rend difficile les apports et échanges moléculaires, en un mot, la nutrition. Le moindre inconvénient, c'est le fatigue que Pranke créait artificiellement en injectant de l'acide lactique dans le tissu musculaire. Les insomnies, les perturbations digestives si fréquentes après les exercices violents, viennent de ce défaut d'épuration organique.

Nombre de goutteux reconnaissent un rapport manifeste entre leurs attaques et un exercice forcé.

L'entraînement méthodique sera appliqué aux jeunes gens à poitrine étroite ; elle acquerra par lui le développement et le ressort qui lui manquent.

L'entraînement doit être modéré, progressif. En maintes circonstances il faut d'abord lui demander peu pour obtenir beaucoup. Fatiguer certains sujets, c'est surmener le cœur, le poumon, une économie enfin qui vient chercher dans le calme l'équilibre et la force.

V. — HYGIÈNE MORALE.

Aux Eaux les émotions sont de dangereuses compagnes ; on doit éviter de leur donner libre cours. Des sensations, des sentiments trop vifs portent dans le système nerveux'un trouble que l'excitation thermale peut rendre parfois compromettant.

J'ai soigné un homme phthisique pris d'hémophtysie chaque fois qu'il jouait, qu'il eût gain ou perte ; de jeunes époux qu'il fût prudent de séparer pendant le traitement, pour éviter chez l'un d'eux le même phénomène, conjointement à une accélération des battements du cœur et des palpitations.

A une époque où des querelles de Presse envenimaient la situation de deux grands pays, je traitais un diplomate qui, bien que retiré de la carrière active, peut-être même à cause de cela, ressentait une telle émotion de la lecture des journaux qu'il s'imposa de ne plus les lire.

Le jour où il enfreignait cette règle, le traitement devenait impossible, tant il en éprouvait de fatigue et d'agitation à la fois.

Ces sages contraintes morales peuvent devenir le point de départ d'une vie mieux ordonnée, en révélant à celui qui se met courageusement à l'œuvre une énergie de volonté qu'il ne soupçonnait pas en lui.

J'ai vu par contre, des religieux, à des périodes avancées de la phtisie et auxquels je ne laissai pas ignorer la gravité de leur mal, réaliser des améliorations inespérées dues en majeure part aux sentiments de force et de calme qu'ils puisaient dans leur foi.

VI. — DIRECTION DU MALADE.

Il ne m'appartient pas d'insister sur la convenance d'avoir pour guide un médecin des Eaux.

Des consultations données par des médecins étrangers, quelle que soit par ailleurs leur compétence, ne pouvant prévoir les aléa de l'avenir, y exposent plus qu'elles n'y parent. Il me serait facile d'en reproduire qui constituent de véritables aberrations.

J'ai vu même des médecins devenir ici leurs propres victimes.

Le premier examen médical demande du temps : c'est un problème à résoudre. Chaque organe doit fournir son histoire, le système nerveux, surtout.

Chez les névropathes, les cérébraux, organisations d'équilibre instable, réagissant presque toujours sans mesure, un léger mal à propos peut compromettre le succès du traitement et l'état même du malade.

La cure demandée à plusieurs sources à la fois, cette sorte de *butinage thermal*, couvre en bien des cas l'incertitude de l'art, comme aussi le désarroi et les craintes du malade porté à se diriger seul.

On en voit, le matin, boire à la Raillère, puis à Mauhourat ; le soir, à César, aux Œufs, au Rocher. A petites fractions, c'est encore, en agissant seul et dans les cas les plus simples, borner le plus possible la somme de ses risques, tout en obtenant des effets favorables qui bien souvent, il faut le reconnaître, ne le cèdent en rien à ceux acquis sous la direction médicale.

Nous voyons aussi certains individus très observateurs, aidés des conseils antérieurs d'un médecin et procédant avec une circonspection extrême, retirer les meilleurs effets de leur propre traitement.

Néanmoins, je ferai remarquer à quels dangers ils s'exposent.

Le médecin s'enquiert de l'état et des besoins du malade au moins deux fois la semaine ; en des cas graves, chaque jour.

Enfin, l'influence des eaux s'étendant aussi bien aux organes sains, ils seront eux-mêmes l'objet de fréquentes et minutieuses enquêtes.

Tout malade privé de cette méthode d'investigation surtout s'il est affecté du côté de viscères importants, cœur, poumon, cerveau, peut accumuler à son insu et parfois sans de fallacieuses apparences de santé, le plus formidable appareil de révolte organique.

Tous les ans, nous, médecins, nous nous faisons part d'observations semblables, assez souvent suivies de mort ou de lésions irrémédiables.

Mais supposons que le malade passe à côté de ces dangers, il est à peu près impossible qu'il retire d'un *traitement de hasard* (je nomme ainsi ces *mélanges parfois incompréhensibles de sources*) le même bénéfice que celui d'une cure par une *source unique*, il est vrai, mais *répondant le mieux aux besoins du moment.*

Or, que telle ait convenu une année, ce n'est point une raison pour qu'elle convienne l'année suivante.

Les aptitudes et besoins organiques peuvent varier, s'intervertir,, d'une année à l'autre, parfois durant une saison, en raison des effets développés dans la première phase du traitement.

Seul, enfin, le médecin peut disposer d'agents pharmaceutiques pour développer, adoucir, rendre tolérable l'action des Eaux ou, par elles, atténuer l'effet dangereux des médicaments, élever leur action thérapeutique à sa plus haute puissance.

VII. — GRADUATION DU TRAITEMENT.

On peut généralement dire que les diverses sources sulfureuses sont les degrés ascendants d'une même action physiologique. (*Armieux*).

En rejetant comme des exceptions et des tours de force dangereux l'ingurgitation, dès le début, de plusieurs verres coup sur coup, on peut ériger en principe que l'accoutumance doit se faire par de très petites quantités d'Eau.

On est même à peu près sûr de rendre possible ensuite l'absortion de fortes doses ; et tel valétudinaire qui boit au milieu de la saison quatre et six verres par jour a débuté par 15, 30, 50 grammes fractionnés ; tel autre, au contraire, boira toujours avec dégoût l'unique verre qui a inauguré son traitement. Certains sujets, enfin, ne peuvent ni ne doivent se départir de doses minima.

D'ailleurs, *les Eaux agissent plus par leur qualité que par leur quantité*. La preuve, c'est qu'un verre est loin de renfermer la proportion de soufre, par exemple, que contient une pastille. Or, qui oserait assimiler leur action physiologique ?

Règle générale : Les doses faibles sont incorporées et agisssent curativement.

Si elles n'étaient rejetées en partie (sueur, urine, diarrhées), les fortes doses amèneraient des perturbations profondes. Elles sont donc inutiles ou dangereuses.

Si l'on objectait les sept et huit verres qu'administraient avec succès, même à leurs phthisiques, Bordeu et Labbat, nous répondrions qu'il n'est pas de plus triste preuve de la neurasthénie croissante de notre génération, incapable de résister à une pareille violence.

VIII. — ACCOUTUMANCE AUX EAUX.

D'une façon générale, l'accoutumance est d'autant plus facile qu'on a la faculté de transpirer ou d'uriner surabondamment : je citerai l'exemple de certains doucheurs qui, toujours en mouvement ou en sueur, dans une buée à haute température, boivent coup sur coup des verres d'Eau thermale qui s'élimine rapidement par le ruissellement de la peau.

On conserve encore à la Raillère, comme légendaire, le souvenir d'un homme qui, ayant usé contre un prétendu tœnia de tous les conseils et de tous les remèdes en vogue, but, le matin, pendant vingt jours, cinquante verres d'Eau à la Raillère et trente à Mauhourat. La prodigieuse activité de ses reins lui rendait aisées ces ingurgitations, double phénomène dépendant d'ailleurs de sa névropathie, c'est-à-dire de la perversion du système nerveux.

Il faut voir là un fait pathologique.

Mais d'avoir été soulagé pendant quelques années à une source, ne plus l'être ensuite, est-ce un fait d'accoutumance aux Eaux ou de progression du mal ? Ce peut être aussi bien et c'est le plus souvent, une négligeance des précautions hygiéniques ; auquel cas on ne saurait conclure à l'inefficacité des eaux.

Néanmoins les modifications qu'apportent l'âge, l'hérédité, un milieu des conditions de vie auxquels il est difficile de se soustraire, impriment au mal et à la constitution une modalité si différente du passé, qu'il serait absolument illogique d'attendre des mêmes agents thérapeutiques une convenance qui ne peut plus exister.

IX. — LE TRAITEMENT EXTERNE.

1° *Bains.* Dans les affections nerveuses, cutanées, le rhumatisme surtout, ils peuvent constituer tout le traitement ; dans quelques cas, aider à la déplétion des bronches, modérer l'excitation de la boisson thermale ; dans tous les autres, c'est une superfétation inutile.

Les cures si efficaces des Eaux-Bonnes s'effectuent généralement sans bains.

2° *Bains de pieds.* Suivis d'un soudain afflux de sang et, en peu de temps, d'un abandon complet. Le froid des extrémités revient avec tous ses inconvénients. Chez quelques rares malades cependant, ils répondent à l'idéal trompeur de ceux qui les érigent en méthode. Donc, inutiles.

3º *Pulvérisation*. Agent dont on abuse ; a, par lui seul, peu de bons effets, et souvent détermine des poussées aigües d'angine et d'éruptions érythémateuses ou miliaires chez les goutteux, spécifiques chez les vénériens ; des accès de toux et de suffocation dès que la glotte est frappée.

Dépouillé par son parcours dans du métal et son poudroiement d'à peu près toute vertu thermale, ce n'est plus qu'un jet mécanique souvent à peine tiède, bon à percuter des tissus engorgés atones et à les préparer favorablement aux effets du gargarisme.

Il dépend donc du choix du moment et de la qualité des malades de faire de la pulvérisation un agent nul ou efficace, ou dangereux, surtout pour la voix.

Vaporarium, humage (v. p. 18).

4ᵉ *Gargarisme*. La meilleure méthode est celle de M. le professeur Guinier. Elle consiste à rejeter l'eau de la gorge par le nez. La glotte étant fermée, l'eau thermale est introduite dans la gorge développée dans toute son ampleur par la projection en avant et l'abaissement sur la langue du voile du palais, de façon à fermer toute issue au retour de l'eau par la bouche. Il ne lui reste donc plus d'autre passage que les orifices postérieurs des fosses nasales. Le plus souvent le voile remonte et l'y conduit et il suffit pour l'y engager tout à fait, d'une légère inclinaison de tête en avant.

5º *Injections nasales*. Dans toutes les affections qui les réclament (*sécheresse des fosses nasales, catarrhe épais muco-purulent, ozène, catarrhe de la trompe d'Eustache et surdité*) je ne connnais pas de moyen plus doux et plus sûr pour nettoyer, désinfecter le nez dans toute sa hauteur, tous ses replis, à la fois, que le *gargarisme rétro-na-sal*. Si l'on ne reut le réussir, je conseille le *Siphon nasal*, et le meilleur est celui du Dr Desarènes.

Quant à la projection d'eau par les appareils rigides des établissemeuts thermaux, le plus souvent mal dirigée, elle fuse vers les yeux, les sinus frontaux et, frappant presque toujours au même niveau. elle peut causer l'enflammation gangréneuse de la muqueuse nasale.

La salle d'opérations n'est donc pas à fréquenter.

6° *Injections internes.* L'irrigation la plus simple, la plus facile, la meilleure, se fait par un tube en caoutchoux armé d'une cauule droite. Cette canule est promenée à l'entrée des points melades, pendant qu'une pression modérée de la pompe foulante inonde les tissus d'un jet incessant. J'ai déjà exposé en traitant de l'inflammation chronique et des déplacements de la matrice, combien est dangereux l'usage, généralement mal compris et faussement appliqué, du spéculum fenêtré. Disons en passant que ce spéculum n'est presque jamais dans l'axe du col, qu'il s'arcboute contre lui à travers une portion de la muqueuse vaginale qu'il a trop souvent refoulée. Conséquences : mouvement de bascule et déplacement de l'utérus, exagération de celui qui existe déjà, tension parfois douloureuse des ligaments, enfin impossibilité de baigner le col puisque la muqueuse vaginale forme au-devant un repli obturateur partiel ou total. Ce vice mécanique se produit, je le répète, dans la majorité des cas où le médecin n'intervient pas et où la femme manœuvre seule à ses risques et périls. On sait enfin que l'amas des sécrétions se collecte dans les culs-de-sac. Or il faudrait, pour qu'ils fussent immergés et nettoyés que le spéculum eût son extrémité évasée, apte à recevoir le col dans son excavation, à déplier et étaler sur revers la muqueuse vaginale sacciforme. Au lieu de descendre ainsi comme dans un vase, le col est repoussé et maintenu en ligne plus ou moins oblique sur le sommet d'un cône.

7° *Injections rectales*. Ne doivent viser, sous peine d'être dangereuses, qu'aux effets, plus marqués, du lavement. Le besoin de s'en servir doit être soigneusement étudié. A Cauterêts l'installation et l'odeur sont repoussantes.

8° *Traitement par l'Electricité*. Je n'en dirai qu'un mot.

Ses procédés, encore empreints de tâtonnements et d'incertitude, exigent un laps de temps, bien supérieur à celui que l'on consacre à une saison thermale, si l'on veut atteindre un résultat quelque peu sérieux.

X. — ORDONNANCE ET HYGIÈNE DU BAIN.

Le bain doit être pris le matin (1). Après le repos de la nuit la peau plus souple, plus perméable, se prête mieux qu'à un autre moment à l'absorption, aux échanges gazeux, aux impressions tactiles dont l'effet, par cela même, est plus intégralement transmis au système nerveux et aux organes mieux disposés aussi à en ressentir l'influence. En outre, le sommeil de la nuit à venir est sauvegardé en raison de son éloignement de l'immersion matinale.

On se couche ensuite pour épuiser au lit sa transpiration et permettre à l'action du bain de se prolonger dans le calme. Elle se poursuit même durant la journée par exhalation cutanée plus ou moins sensible mais cependant très réelle.

---

(1) Toujours avant le bain, naturellement ou artificiellement, on aura débarrassé l'intestin. C'est une très importante condition préparatoire.

On ne dormira pas dans le bain. On y peut manger légèrement.

Conséquement on doit éviter de se tenir à l'ombre et en des endroits frais.

De même la promenade à l'air rafraîchi du soir est absolument contre indiquée.

Faute d'optempérer à ces lois de l'hygiène, on reçoit des avertissements parfois sévères.

Avant de se plonger dans le bain on laissera le temps au marbre de la baignoire de prendre l'équilibre de la température de l'eau pour n'avoir pas à lui fournir la sienne; ce qui n'est point sans danger.

Un imperceptible courant d'eau chaude, *en permanence*, corrigera l'abaissement de température résultant du rayonnement de la surface du bain. Le thermomètre maintiendra constamment le degré prescrit. On évitera enfin d'exposer hors de l'eau les régions du corps déjà immergées. Ce sont autant de causes d'un refroidissement toujours à redouter.

Conséquemment, le marbre des baignoires est loin de valoir le métal émaillé et les bains d'eau stagnante sont très inférieurs à ceux du courant continu.

XI. — BAINS-VAPORARIUM. — CONVENANCE.

A Cauterêts, les cabines des Espagnols, de César, adossées au centre de l'Etablissement et privées de toute communication directe avec le dehors, sont des cellules basses et noyées, après quelques bains dans une épaisse et chaude humidité; le local atteint d'autant plus vite son point de saturation que la surface du bain est plus souvent renouvelée.

Cette disposition que l'on retrouve à Baréges est dangereuse pour certains malades. favorable à d'autres.

Les cardio-névropathes, les cérébraux, s'y exposent à des congestions.

J'y ai observé une angine de poitrine éclatant avec une violence insolite ; des crises d'anhélation pénible aboutissant franchement à l'asthme chez des sujets indemnes jusqu'alors. Inversement, j'ai vu, dans ces buées, l'asthme ancien s'amender. Ces phénomènes en apparence contradictoires ne sauraient étonner si l'on veut bien réfléchir que la *médication thermale agit souvent homœopathiquement.*

Les bronches chroniquement congestionnées, gorgées d'épaisses et adhérentes sécrétions dout l'amas occasionne une respiration sifflante, une sorte de cornage s'y vident peu à peu par des efforts modérés de toux et d'autres fois, presque sans efforts, comme par enchantement, dès que la chaude vapeur a ramolli le mucus visqueux qu'entraîne ensuite le jeu insensible des cils vibratiles, immédiatement stimulés par l'hydrogène sulfuré.

Enfin le poids de l'eau du bain sur la poitrine, provoque tout d'abord chez les bronchitiques quelques salutaires quintes qui hâtent le dégagement des voies aériennes.

Pour toutes ces raisons je préfère l'action de ces bains, quand ils sont possibles, à celle de l'inhalation directe *au vaporarium* où l'on aura toujours à redouter la contagion de la phthisie. Tous les avantages dont on s'est plu à doter, le plus souvent avec exagération, le procédé de humage, s'effacent devant ce danger.

Le nez, la gorge, le larynx (pharyngite, laryngite), s'y détergent de même, bien qu'avec des résultats moins stables.

Le rhumatisme exempt de complications viscérales, (sauf du tube digestif et de l'utérus), s'y améliore, y peut trouver la guérison, si le malade à la précaution de se coucher ensuite.

La masse de calorique introduite dans l'organisme par les voies respiratoires est restituée sous forme d'acide carbonique, de vapeur d'eau pulmonaire et de transpiration cutanée qu'active le patient en accumulant sur lui des couvertures. Ce dont le corps se débarrasse ainsi en une heure est considérable.

L'exhalation cutanée durerait encore et, par l'évaporation qui en résulte, exposerait le rhumatisant aux aléa du refroidissement, si la douche froide ou la douche écossaise, employée selon les aptitudes de son tempérament n'enrayait la fonction sudoripare, laquelle a assez donné pour qu'on puisse la suspendre alors sans danger.

Il est peu de rhumatisants qui ne dépouillent leurs rhumatismes après vingt jours de ce traitement.

Le rein, comme c'est de coutume, a fonctionné activement dans le bain, d'abord de par le poids et la pression de l'eau repoussant de la surface à la profondeur les liquides organiques; ensuite par le ralentissement et le moindre développement du jeu pulmonaire comprimé aussi par cette masse d'eau; enfin par la stimulation directe ou indirecte du milieu thermal sur le rein lui même. De cette sorte, est éliminée une certaine quantité de résidus solides qui, sans cette incitation aurait pû ne point trouver cette voie et devenir une cause prochaine d'uricémie et de goutte.

XII. — DOUCHES.

La douche chaude agit comme le bain chaud, les effets de percussion en plus.

La douche tiède tempérée, sous forme de pluie fine, de douce flagellation, est généralement calmante.

La douche écossaise à jet brisé, est l'alternance de températures extrêmes. A son contact, les vaisseaux dilatent puis retrécissent leur calibre et la circulation, stimulée et réglée ainsi chaque jour, tendra de plus en plus à reprendre et à conserver le type physiologique. Donnée avant le bain, elle prépare et multiplie ses effets ; après,

elle oppose à ses résultats parfois congestifs ou dépri-
mants sa vertu équilibrante et tonique. Sa durée oscille
entre quelques secondes et trois minutes.

La douche froide, la plus rapide de toutes, disperse sur
la peau comme des aigrettes électriques qui la stimulent
et la congestionnent ainsi que la douche écossaise, à la
décharge des organes profonds.

La douche doit être précédée et suivie d'une dépense de
mouvement qui prépare et complète ses effets physiologiques.

XIII. — VAUT-IL MIEUX BOIRE L'EAU A LA SOURCE ?

Ceci est incontestable. Cependant, aux partisans trop
absolus de ce système, je demanderai s'ils ne seront pas
en désaccord avec eux-mêmes en présence de certaines
fontaines d'Ax, par exemple, émergeant au dessus de 75°,
de Cauterêts, Luchon, à près de 60°. Quelle valeur attri-
buent-ils enfin aux sulfureux exportés ?

Des raisons moins majeures m'ont fait désirer et demander à Cauterêts la descente d'un filet des sources
Est et Sud, permettant aux malades d'en bénéficier sans
les fatigues de l'ascension.

Pour certains, c'est une impossibilité absolue; d'autres ne montent qu'au prix d'efforts compromettant le
traitement et la santé et beaucoup n'en sauraient solder les
frais.

J'ai signalé enfin l'entassement dans les voitures et la
promiscuité des malades, réalisant une solidarité morbide dangereuse. Un éclat de toux, un éternuement, une
parcelle, un atome de salive peuvent infecter pour toujours un organisme sain.

A ce titre surtout, on ne peut que souhaiter de voir la
question résolue ainsi : descente dans la ville, d'un filet

d'eau de la Raillère, maintenue à sa température native, dans un manchon d'eau des OEufs (1). Non seulement on laisse subsister, mais on améliore l'établissement actuel·

Les dangers de sa disposition défectueuse sur un plateau où le conflit des vents est presque incessant sont une des préoccupations du médecin.

Que dire de Mauhourat, simple baraquement au point d'intersection des courants d'air projetés à la fois par deux vallées et leurs gaves? — du Pré, du Bois, dont l'accès pénible oblige au cotoiement de leur froide buée?

XIV. — CLASSEMENT DES EAUX :

FORTES, DOUCES, FAIBLES.

En sortant d'un bain d'eau de César à la température de 34°, d'une durée de 35 minutes, vous éprouvez à la peau une douce stimulation qui s'accentue, devient de plus en plus franche, excitante même, après quatre ou cinq bains ; et il est des nerveux qui n'en peuvent supporter autant.

Cette excitation tend à se généraliser dans tout l'appareil cérébro-médullaire. On se sent plus léger, plus disposé à la marche ; la pensée est plus prompte ; le sommeil est suspendu, mais c'est une insomnie spéciale, qui n'a rien de pénible, assez analogue à celle qu'occasionne le café anx personnes qui n'en prennent pas d'habitude·

Au contraire, au sortir d'un bain au Rocher, c'est du calme, parfois de l'affaissement ; et, chez les sujets à la

---

(1) Les expériences de MM. Armieux et Gigot-Suard ont démontré l'intensité croissante des phénomènes électriques de l'eau avec son éloignement des griffons; ce que l'on pouvait concevoir *a priori*, puisque toute décomposition chimique développe l'électricité.

fois faibles et nerveux qui eussent été surexités à l'excès par le bain de César, cet affaiblissement peut aller jusqu'à la prostration, même après un seul bain.

Le corps est lourd, l'esprit paresseux ; on est porté à dormir le jour, la nuit se passe en un seul somme (1).

L'Eau de César est une eau forte.

L'Eau du Rocher est une eau douce.

Pour être douce l'Eau n'en est pas moins active en son genre, puisque ses effets sont si prompts et si complets ; mais en raison de leur nature toute contraire à ceux si excitants de la première eau, on est porté à leur donner aussi une dénomination opposée.

Il serait donc plus vrai, plus médical de dire : Eau excitante, Eau hyposténisante ou sédative... Enfin l'Eau faible est celle qui ne possède à peine quelqu'une de ces propriétés.

Entre ces sources de qualités extrêmes se placent, comme intermédiaires celles dites Espagnols, Pré, Bois, Raillère, Pauze Vieux, Petit Saint-Sauveur.

Nous trouvons à Luchon, par degrés décroissants : Reine et Grotte supérieure, Richard supérieur et Blanche, Bosquet, Etigny, Bordeu, Ferras.

A Barèges : Tambour, Entrée, Polar, Bain neuf, Le Fond, Etigny, Dassieu, La Chapelle, Bordeu, Saint-Roch.

L'impressionnabilité du système nerveux, sensibilisateur et moteur de l'organisme, est donc l'étalon physiologique auquel on doit rapporter la classification des sources.

---

(1) Le Dr Cézilly, directeur du Concours médical, qui depuis longtemps éprouvait des insomnies, sur mon conseil, se baigna au Rocher et dormit très bien la nuit d'après.

La chimie fournira bien des indices thérapeutiques ; de règle point. Car les sources les plus différentes s'appliquent à des affections identiques et des eaux du même type minéral se donnent, non sans succès, à des maladies dissemblables.

Mais il n'en est pas de même du calorique qui peut devenir qualité dominante ou élever à leur plus haute puissance les vertus curatives des agents minéraux. C'est un tonique, un excitant merveilleux, et *la vie s'entretient par les stimulants*. (Brown).

Je me chargerais, disait Fontan, de calmer la susceptibilité nerveuse d'une petite-maîtresse avec un bain d'eau de la grotte de Luchon à 32 ou 33º, et d'exciter un hercule avec la source de La Preste ou du Pré de Cauterets à la température de 44 ou 47º.

On pourrait généraliser bien davantage cette application.

Lasègue, dont nul ne contestera le profond sens clinique, préférait pour le traitement du rhumatisme la première eau venue, l'eau la plus vulgaire, mais *très chaude* à n'importe quelle eau froide richement minéralisée qu'il qualifiait de détestable. « *Quant à la variété de l'eau miné-* « *rale, je n'y tiens pas d'une façon bien essentielle ; et* « *même j'estime que le bain naturel à 40º toutes choses égales,* « *d'ailleurs, ne vaut ni plus ni moins que le bain artificiel à* « *40º, et que l'on peut soigner les gens chez eux aussi bien* « *que de les envoyer dans une station thermale.*» (Clinique de la Pitié, 1882).

Eaux-Chaudes réputées souveraines contre le rhumatisme, n'agissent si efficacement que *que parce qu'on les chauffe*. A leur thermalité native de 32º elles seraient impuissantes, tandis qu'elles deviennent sédatives et toniques du système nerveux, surtout de celui de l'utérus.

Moligt, Barzun, Saint-Sauveur de Luz et de Caute-

rêts partagent avec cette température ces vertus névrosthéniques.

A Barèges, la source Tambour, à 45° est la plus excitante ; Saint-Roch, à 34° s'applique aux maladies de
peau et calme l'éréthisme.

A 34, 35° cependant les sources dites fortes d'Ax, Luchon, Cauterêts, Barèges, agissent encore en stimulant certains organismes irritables.

Les malades bons observateurs savent très-bien rendre compte du fait suivant : à peine les lèvres ont trempé
dans l'eau de Mauhourat, par exemple, qu'une sorte
d'influx nerveux,comme une commotion électrique infiniment adoucie, passe des narines dans l'arrière-gorge et
des expansions nerveuses de ces régions, si voisines du
centre cérébro-spinal,à ce centre lui-même qui les trans-
met en incitations immédiates aux reins, au col vésical,
assez souvent à la peau chez les névropathes parcourus
d'un rapide frisson, fait de l'érection subite des papilles
cutanées.

A plus forte raison, avec la boisson, l'excitation
en d'autres organes peu ou point appréciable par des
phénomènes extériorés de sensibilité n'en est pas moins
réelle, absolue ; le système nerveux actionné tout entier
ne peut point localiser étroitement une résultante physiologique générale. N'ayant pas pour être traduite des
équivalences de sensibilité, des faits matériels saisis-
sants comme en offrent la peau et le rein, ils échappent
au contrôle du malade et ressortissent au seul domaine
de l'art.

Rien de pareil avec l'eau thermale refroidie.

1° Tout bain à 37° excite à n'importe quelle source. Le
calorique est donc bien l'agent excitant dominant.

2° A cette excitation immédiate succède une sédation
traduite ordinairement dix à douze heures après le bain,

par l'abaissement du pouls et de la chaleur. La force nerveuse ou neurilité se trouve diminuée en effet par la dépense première des phénomènes d'excitations.

3° Cette sédation subséquente cesse de se produire, en des organismes facilement éréthiques, après quatre, cinq, dix bains, aux sources fortes, car le traitement sulfureux a eu le temps d'emmagasiner dans le système cérébro-spinal une excitabilité que mettent en jeu les mêmes agents thermaux.

4° Inversement, l'excitation rapide du bain chaud fait place à une prostration plus ou moins immédiate et persistante chez les sujets profondément lymphatiques dont les tissus spongieux et mous sont incapables de réagir spontanément.

XV. — LE CALORIQUE EN THÉRAPEUTIQUE.

Observons maintenant l'action du calorique à l'intérieur. L'eau chaude ordinaire à 40° dissout les urates, elle exerce en outre sur les voies digestives, l'estomac surtout, une stimulation fonctionnelle décisive en même temps qu'elle détend, comme par contre-coup, les centres nerveux.

M. Legrand du Saulle a noté ce résultat sédatif chez nombre de névropathes ; leur sommeil tourmenté, leurs insomnies sont souvent apaisés par quelques gorgées d'eau chaude. Le malade se recouche soulagé, et s'endort. J'ai notablement amélioré des crises gastriques doulou-reuses par le seul et constant usage de l'eau chaude aux repas.

Le thé, le café, sont digestifs avant tout par cette température élevée qui oblige à les déguster du bout des lèvres.

Le café par lui-même est peu digestible.

Froides, ces infusions manqueraient leur but, paralyseraient même certains estomacs.

Imagine-t-on l'effet d'un bouillon froid au début du repas ? On objectera la glace; je répondrai que beaucoup de personnes ne la tolèrent point, que son usage n'est pas constant, qu'elle agit enfin comme le coup de piston froid de la douche écossaise qui fait d'abord contracter l'estomac, comprimer et réduire son contenu; la calorification prédomine ensuite fort utilement.

Donc l'eau thermale à 40 et 42° agit d'abord par son calorique ; c'est une des raisons qui font de Mauhourat et firent autrefois de César, au griffon, un type d'eau digestive ; qui assurent enfin à Vichy sa supériorité sur Vals d'une minéralisation cependant infiniment plus variée et plus riche.

Raillère, Rocher, Pauze Vieux bues à 34° environ sont d'un effet plus ou moins désagréable, indigestes même pour certains estomacs.

L'alcalinité des sources s'ajoute heureusement à leur température , c'est indéniable ; mais j'ai tenu à préciser l'action propre, prédominante du calorique. Mauhourat froid, comme eau de table, manque tous ses effets.

Beaucoup de personnes dyspeptiques retrouveraient à table le soulagement éprouvé à la source, si elles usaient modérément et à propos d'une boisson chaude, de thé léger, par exemple, et son usage sobre vaudrait mieux certainement que bien des cures thermales, le temps devenant un des facteurs qui manque à celles-ci.

XVI. — PROPRIÉTÉS PHYSIOLOGIQUES, PATHOGÉNIQUES ET CURATIVES DES EAUX.

CONVENANCE DES EAUX.

Augescunt aliæ... aliæ minuuntur...
Et, quasi cursores, vitaï lampada tradunt

Dans ses études sur l'ancien Cauterêts remplies d'aper-çus nouveaux et d'enseignements, M. le Professeur Guinier nous montre la vieille source de César, aujourd'hui à peu près délaissée, répondant avec autant de succès, tout au moins sans plus de mécomptes, à tout ce que l'on demande maintenant à La Raillère inconnue alors. Elle jouissait dans la cure des voies digestives des mêmes prérogatives que Mauhourat, de nos jours. Mauhourat tend lui-même de plus en plus à se substituer à La Raillère dans le trai-tement des maladies pulmonaires, et Camus, praticien de mérite, trouvait à celle-ci des vertus digestives dépassant, en de certains cas, celles de Mauhourat. Sa faible sulfu-ration, sa forte alcalinité, vaudraient à Mauhourat sa nouvellle spécialité pectorale, une action décongestive ou plutôt moins congestive. Les eaux sulfureuses seraient donc sous le coup de perdre leur antique réputation de *pulmoniques*, et la verraient passer à une source d'alcali-nité dominante, qualité qui devient à Vichy, dépourvu il est vrai de sulfuration, cause d'accusation de congestion pulmonaire.

Camus cite aussi des phthisiques améliorés par l'Eau du Pré à l'exclusion de toute autre. J'ai vu se dissiper à La Raillère comme par enchantement des douleurs, des gonflement articulaires, des contractures spasmodiques qu'exaspérait l'eau de César. D'autre part, Mauhourat à doses modérées et après peu de jours, a dévelopé chez plusieurs névropathes de la contracture, du spasme œsophagiens et cardiaque, du ténesme rectal, calmés seulement par le bromure de potassium et la belladone en lavement.

On peut se demander, il est vrai, si ces névroses n'étaient pas une démonstration de la goutte surexcitée ; car si l'eau de Mauhourat convient aux phthisiques par son azote, pareille qualité devient un défaut pour des organismes goutteux, c'est-à-dire surazotés.

Mais d'autres sulfureux provoquaient les mêmes troubles. Je livre comme une étrangeté ce fait d'un homme de 42 ans, relevant à peine de crises aiguës de Goutte, se baignant au Bois, buvant à La Raillère, à Mauhourat et s'en trouvant si bien qu'il a pratiqué deux ans de suite, sans consulter personne et fort de sa seule expérience, un si merveilleux traitement.

Je connais enfin des asthmatiques enthousiasmés, et à bon droit, d'Ax et de Luchon.

Qu'en conclure ? sinon que l'Eau la mieux supportée par l'organisme est celle dont la maladie, quelle qu'elle soit, souvent bénéficie le plus.

Et n'est-ce pas logique ; l'organisme, somme toute, imprimant son cachet à la maladie, à la lésion, la moulant en quelque sorte dans sa modalité ; ou plutôt, la lésion n'étant qu'une particularité, une modification contingente de l'organisme, si le tout est amélioré la partie l'est aussi.

Enfin, l'art exerce une puissante intervention. Si les eaux de Barèges sont plus résolutives de lésions extra-viscérales, on peut l'attribuer plutôt à la disposition de l'outillage et à la hardiesse des procédés qu'aux vertus intrinsèques de ses sources.

N'insistons donc pas pour l'adéquation si absolue des sources et des maladies. Revendiquons moins encore pour telle station, pour telle fontaine, la suprématie thermale.

On guérit un peu partout; et quand on se trouve bien d'une source, quel besoin de tenter fortune à d'autres ? Est-on bien sûr d'être dans le vrai? Est-ce logique et prudent? Ainsi que je l'ai dit ailleurs(1), ou toutes les sources se ressemblent et alors on peut en boire indifféremment, toujours avec le même résultat, ou elles diffèrent et conséquemment l'une convient mieux, à l'exclusion des autres.

En vain objectera-t-on que l'une corrige les effets de sa congénère ; pourquoi, en bien des cas, ne les contrarierait-elle point? On peut moins dire encore qu'elle les accroît, car logiquement, c'est celle d'occasion qui devrait devenir la source fondamentale puisqu'elle serait la plus fortifiante.

Hahnemann, Piorry, ont les premiers mis en lumière l'action nette et décisive d'un médicament employé seul, donnant ainsi à l'art de guérir une simplicité scientifique qui fait en partie sa sécurité, et nombre de médecins n'ont plus d'autre méthode.

La thérapeutique d'ailleurs tend chaque jour à se défaire de cette médication plaisamment dite — à mitraille — que représente assez bien une vieille gravure où maladie et médecin se livrent, les yeux bandés, un combat d'estoc et de taille sur la tête du malade qui s'efforce d'esquiver leurs coups.

La Raillère étant une des sources les plus universellement tolérées convient de par ce seul fait à des maladies très diverses ; c'est ce qui a si bien établi son crédit.

---

(1) Mal. chroniques de la gorge et de la voix. Hygiène et traitement. Alcan, Paris, 1884.

XVII. — RESPIRATION ET CIRCULATION.

Pendant que les sulfures, sulfites et hyposulfites de soude spolient le sang d'une part de son oxygène (Wœhler, Liebig), l'hydrogène sulfuré vient encore ralentir la circulation et le jeu pulmonaire suractivés pour remplacer l'oxygène diminué par les sulfites et l'altitude.

Le poumon n'obéit à cette obligation presquecontradictoire de recevoir plus de sang et de l'écouler plus lentement; il ne tolère l'effet de cette pression excentrique, que grâce à l'action modératrice de l'hydrogène sulfuré jusqu'au jour où celle-ci, par son accumulation, devenant à son tour cause congestive exagérée, la respiration s'embarrasse et l'organe, souvent même l'organisme violentés réagissent fièvreusement.

Cette crise, dite *fièvre, grippe thermale*, débute par des symptômes qui varient peu : mal de tête, accablement général, inappétence, sensation de sécheresse gutturale, toux sèche, fatigante, déchirante parfois, allant jusqu'à rejeter du sang, fièvre enfin. Mais le signe caractéristique de cette bronchite thermale, c'est sa résolution franche, accélérée, brusque comme son début; son résultat, une résistance remarquable aux provocations ordinaires des inflammations pectorales. Dès ce jour, le malade absorbera sans fatigue, et surtout à l'abri de toute récidive thermale, une quantité d'eau inusitée et n'en éprouvera que les bienfaits.

Après la crise et sous l'influence des eaux, le sang est à la fois plus riche en globules et oxygène, dépouillé de plus de fibrine, conditions facilitant sa circulation dans un poumon allégé et nettoyé par une inflammation thermale qui a prouvé son surcroît de vitalité.

On peut, on doit éviter cette crise; elle n'est jamais sans danger. Des sudorifiques, des bains émollients, un peu d'aconitine et d'opium l'enraient ou l'atténuent. Il faut se défier de la digitale qui peut néanmoins, avec la caféine, rendre de grands services.

XVIII. — NUTRITION. — RÉPARATION.

Les phénomènes de nutrition et de réparation histologiques que l'on recherche peuvent être obtenus sans la crise. Les voici bien apparents surtout en deux organes affectés de catarrhe chronique et de granulations: la gorge et le col de l'utérus.

Le sang s'y porte avec une activité plus qu'ordinaire, crée peu à peu un nouveau réseau capillaire aisé à distinguer, au fur et à mesure de sa formation, par sa coloration rouge vif.

Bientôt ses arborisations se multiplient et finalement arrivent à se confondre. La muqueuse paraît fluxionnée en masse; assez souvent, à ce degré, elle est douloureuse et sèche. Le traitement doit prendre fin.

Progressivement la membrane revient sur elle-même le sang l'abandonne, elle perd sa coloration ardente, insensiblement revêt la teinte rose, le poli onctueux, en même temps qu'elle se tend et que ses plis s'effacent.

Voilà le fait apparent, interprétons-le.

La membrane était généralement épaissie et rouge sombre; le sang, la lymphe gorgeaient sa trame; mais ce sang était celui de la conjestion passive sans flux ni reflux rythmiques. Voici que tout change : les courants nouvellement créés portent leur activité dans ce milieu humoral inerte, font circuler des globules nouveaux, reprennent les anciens, rétablissent les échanges moléculaires, atteignant leur summum quand survient cette fluxion incandescente qui endolorit et dessèche les tissus.

Or, sous l'empire de cette active nutrition, les tuniques musculaires surtout, réintégrées dans la souplesse originelle, exercent leur contractilité, se tendent énergiquement, compriment, effacent traînées lymphatiques, capillaires sanguins, plis et reliefs membraneux et chassent l'afflux du sang.

Ainsi apparaît l'organe rose, lisse, tendu, dans toute sa pureté physiologique.

Pareil phénomène de nutrition s'est étendu bien au delà, dans les zones concentriques qu'ont traversées les courants pour arriver au foyer d'appel. La sensibilité, la contractilité des fibres y sont développées aussi bien. De par ces faits, le fonctionnement physiologique est désormais réglé avec le cycle du sang.

Je suis loin d'affirmer que ces heureuses modifications soient de règle, ni qu'obtenues elles persistent.

Le soufre encore fait partie intégrante l'organisme au même titre que le phosphore, le fer, etc. Onze kilogrammes de chair musculaire desséchée renferment cent grammes de soufre. (Payen).

On le retrouve dans l'albumine du sang et la peau. J'ai dit ailleurs qu'on pourrait comprendre certaines guérisons cutanées peut-être l'apport du soufre thermal au soufre physiologiquement inhérent au tégument, et dont l'arrangement, les proportions, l'équilibre moléculaire, en un mot, auraient pu être compromis par la chronicité du mal.

La taurine, principe azoté du foie, contient du soufre. C'est sa décomposition dans l'intestin qui participe à la production d'hydrogène sulfuré.

Il y a dans la bile de 24 heures environ 3 grammes de soufre. (Kuss.)

Or, c'est peut-être parce qu'en général les substances médicamenteuses s'éliminent par les organes qui les excrètent déjà à l'état physiologique (Gubler) que les eaux sulfureuses éveillent douloureusement des maladies de foie ignorées et exaspèrent les anciennes par un surcroît de fonctionnement, c'est-à-dire d'irritation.

Même remarque souvent pour la peau.

Mais, d'une façon générale, *l'Eau thermale agit moins
par un apport presque impondérable de subtances minérali-
sées dans l'organisme, qu'en le disposant, par un effet dynamique encore inconnu, à retrouver en lui même ses propres
principes de relèvement.*

XIX. — ACTION STIMULATRICE DES EAUX.

L'eau thermale est un stimulant diffusible, ne bornant
pas son action à une région, à une vicère, mais l'étendant
à l'organisme entier.

Les propriétés des stimulants sont ainsi définies par
Gubler : Ils portent l'excitation dans tous les nerfs de
sentiment, développent en même temps tous les actes de
la circulation capillaire. Ils exaltent donc l'hématose, les
combustions et, conséquemment le mouvement d'assi-
milation et de désassimilation.

Il faut prendre gardé que chez des sujets spéciaux,
très surexcitables et dont la nutrition est et sera toujours
difficile et imparfaite, ce dernier mouvement ne l'emporte
sur l'autre ; l'organisme alors s'userait rapidement : men-
tionnons surtout les phthisiques.

L'excitation des nerfs de sensibilité se réalise assez ordinairement sur l'appareil génital. Elle produit chez les
continents des rêves érotiques et des pertes séminales
actives ; par contre, cette même stimulation arrête, chez
les sujets épuisés, les pertes passives en venant en aide à
la dépression nerveuse et, peu à peu, en aiguisant des
sensations disparues où inconnues.

Sans cet effet particulier, l'excitation thermale sur le
cerveau serait assez analogue de celle du café que j'ai
déjà signalée chez ceux qui n'en prennent point d'habitude : le sommeil suspendu, le travail intellectuel plus fa-

cile, l'idée nette, l'élocution aisée, l'énergie matérielle activée. Mais le café pris en excès épargne le sens génital et lui impose en quelque sorte le silence et l'oubli. C'est peut-être par un contre-coup indirect de l'excitation des nerfs de sentiment que, chez la femme se réalisent assez souvent l'apparition, l'avance, la suractivité des règles. Et à ce propos je ferai observer que à l'inverse des dynamophores purement excitants, incapables de reconstituer les éléments anatomiques, épuisant le corps et devenant à la longue des agents dangereux, l'eau thermale sulfureuse est à la fois dynamophore et plastique.

A titre de stimulant général, l'eau thermale agit aussi comme anti-spasmodique en répandant, en équilibrant dans l'organisme entier l'excitation concentrée anormalement dans un organe, autrement dit en supprimant l'aberration fonctionnelle et en harmonisant les synergies.

Ainsi cessent ou se modifient heureusement l'asthme, certains troubles cardiaques, vasculaires, des spasmes gastriques, intestinaux, des arthralgies nerveuses pré-.monitoires ou succédanées de rhumatismes mal définis, enfin bien des complications de l'hystérie.

Ces troubles si divers disparaissent dans une stimulation générale qui vient en aide, comme pour le sens génital, à un affaiblissement masqué sous de fausses apparences d'exaltation de forces.

Envisagée dans l'ensemble de ses actions stimulatrices et névrosthéniques, l'eau thermale est, par beaucoup de points, surtout comme anti-spasmodique, l'analogue de la Valériane.

Boisson et bain constituent un milieu électro-chimique une sorte de pile dont le courant recueilli par les expansions nerveuses périphériques est écoulé, puis transformé en neurilité dans les centres nerveux d'où il part, actionner des fibres contractiles, des glandes, des humeurs, des appareils, en un mot, toute l'économie.

Par la suractivité fonctionnelle que l'on peut imposer au poumon et à la peau, conséquemment par une exhalation plus développée d'acide carbonique, nous pouvons faire de l'eau thermale à notre gré, et en résultante finale, un agent éminemment oxygénateur.

Les cellules et globules nerveux étant avec les muscles les tissus qui absorbent le plus d'oxygène; nous disposons ainsi, jusqu'à un certain degré, des trois grandes modalités dynamiques : — production de chaleur — contraction musculaire, énergie nerveuse ou neurilité.

Enfin des combinaisons spéciales et appropriées des procédés thermaux activent ou ralentissent, répriment même, en certains cas, ces éléments générateurs de forces.

Nous verrons par divers exemples que l'action thermale peut ére comparée au tracé d'une ligne courbe par ses effets d'abord de plus en plus excitants et ramenés, par une progression décroissante, au type physiologique. Il en est ainsi de la surexcitation fonctionnelle des poumons, du cœur, etc., etc.

XX. — ACTION PLASTIQUE SUR LE SANG.

Les battements cardiaques accélérés d'abord, surtout chez les anémiques, se ralentissent avec les progrès du traitement et de la reconstitution du sang qui en est la conséquence en vertu de cette loi que le cœur bat d'autant plus vite qu'il dépense moins de travail à chacun de ses battements et qu'inversement ses battements sont rares lorsque la résistance est considérable. (Expériences de Marey). Ainsi au moment de l'agonie le pouls peut être très rapide alors que la circulation est languissante. Dans certaines fièvres adynamiques le pouls est accéléré sans que la circulation soit très active, lorsque par suite

d'une anémie profonde le cœur lance à chaque contraction une ondée de sang bien au-desssous de la normale.
Or, en des cas analogues, l'action plastique de l'eau en
reconstituant le sang a fourni au système nerveux l'élément pondérateur par excellence, et au cœur et à tout le
système circulatoire, les agents de résistance régulateurs
de son rythme.

Car, je ne saurais trop insister, l'eau sulfureuse recons-
titue le sang. *Pendant ou peu après la cure thermale des individus incidemment saignés ont offert un sang extraordinai-
rement globulisé.* Ce fait qui me fut découvert par mon savant et regretté ami, le Dr Orliac, d'Agen, je l'ai vérifié
plusieurs fois depuis.

Entrons à ce propos dans quelques considérations
majeures qui avaient échappé à nos devanciers sur les
rapports existant d'une part, entre l'intégrité du sang et
les tissus qui le renferment ; d'autre part, sur l'action des
Eaux si favorable au maintien de cette double intégrité.

Il est prouvé que le sang se coagule d'autant moins
qu'il est plus dépouillé d'acide carbonique.

Le sang vivant, abandonné à l'air dans un de ses seg-
ments artériele ou veineux, ne s'y coagule pas, il s'y
dessèche.

Si l'on reprend ce sang desséché et qu'on le liquéfiie
dans un vase, sa faculté de coagulation sera d'autant plus
atténuée que les parois du réceptacle se rapprocheront
davantage de la nature des parois vasculaires (Glénard.
Thèse de Paris, 1879).

D'où l'on peut inférer que plus les tuniques vasculaires
s'éloigneront du type normal, plus les coagula tendront à
s'y produire, et encore, que l'adultération du sang pourra
causer celle des parois qui le contiennent.

Or, nombre de sujets à constitution dite arthritique
offrent, d'une part, des tissus aptes à fixer et condenser

les calcaires et, d'autre part, cette respiration, cette circulation lentes, cette élimination en retard d'acide carbonique quiréalisent de si près les conditions expérimentales de la coagulation du sang.

Ainsi s'expliquent l'athérôme artériel, l'anévrysme et toutes ces dystrophies et néoplasies incrustantes et fibrineuses, causes prochaines d'embolies et d'hémorrhagies viscérales, triste apanage des arthritiques.

Les Eaux sulfureuses thermales sont loin d'être également applicables à tous ces sujets et, pour certains, peuvent devenir franchement mauvaises.

Leur convenance rencontre surtout dans la jeunesse, dans la phase d'activité des échanges moléculaires concourant à la plasticité, à l'accroissement normaux des tissus.

Passé ce terme, cette convenance diminue par la raison que l'Eau thermale peut, en vertu de sa plasticité, inciter l'organisme à ces néo-formations pathologiques, enfin à ces souffrances générales auxquelles l'incline le vice constitutionnel.

Il semble alors qu'on multiplierait les causes de genèse morbide. Voilà pourquoi les goutteux sont si réfractaires et si dangereusement exposés aux eaux sulfureuses.

Les propensions de ces constitutions aux flux, aux accumulations de sang dans une région, dans un viscère, les a fait nommer *congestives*.

XXI. — CONGESTIONS ET HÉMORRHAGIES

LEURS DANGERS, LEURS BIENFAITS.

Congestions et hémorrhagies peuvent se produire à tout âge, chez l'adulte, chez le vieillard, par l'usure condensante et la perte d'élasticité des tissus ; chez les sujets très jeunes par la formation retardante, incomplète des tuniques vasculaires laissant transsuder le sang (*diapédèse*), peut-être par l'adultération du sang lui-même et un défaut général de résistance, double legs de l'atavisme, se prolongeant parfois au-delà de l'enfance et jusqu'à une période avancée de la vie.

Lorsque l'âge a rendu manifeste le vice congestif, ou qu'il y a lieu d'en soupçonner fortement l'imprégnation héréditaire, il serait peut-être mieux de déconseiller l'usage de nos, Thermes à ces phases de la vie dites *critiques*.

Quand s'établit ou se supprime une fonction (spermagénèse chez l'homme, menstrues chez la femme), ou une manifestation organique vicieuse qui semble lui en tenir lieu; quand la vitalité s'exagère ou s'amoindrit, par exemple, dans une organe noble tel que le cerveau, nous pouvons, en appliquant les Eaux, contrarier, en bien des cas, ces vues de la nature, peut-être les détourner, les dépasser même d'une façon dangereuse. Que de mesure alors, que de réserve !

Pour ce qui est du cerveau, j'ai par devers moi trois cas de Paralysie générale des aliénés, succédant au traitement thermal dont deux le suivirent de si près que je me suis demandé souvent s'il n'en avait pas *au moins* hâté l'époque.

J'ai cité l'abus des sulfureux conduisant un rhumatisant à une encéphalopathie aiguë mortelle (Gazette de Cauterêts, 9 août 1885).

Des pneumorrhagies graves, foudroyantes, très évidemment rattachées à cette filiation de faits, ne sont malheureusement pas rares.

On peut voir aussi bien la première hémorrhagie menstruelle que les dernières de la ménopause prendre des proportions extrêmes ; des congestions ovariques chroniques et douloureuses, dater du traitement thermal à ces phases et dans ces conditions inopportunes ; les hémorrhoïdes, cesser de fluer avec abondance ou se tendre cruellement et, si l'hématurie y est peu commune, c'est qu'on envoie ailleurs les affections vésico-rénales ; mais un certain nombre de congestions de la prostate se déclarent pour la première fois ou se réveillent aux Eaux sulfureuses thermales. J'excepte Saint-Sauveur-de-Luz et surtout La Preste qui, quoique sulfureuse, guérit ou soulage si bien ces affections.

En des circonstances et des dispositions constitutionnelles différentes, on voit se résoudre aisément les difficultés des premières et des dernières règles ; une hémorrhagie plus forte et plus facile que de coutume dissipe un engorgement douloureux de l'ovaire, un flux hémorrhoïdal détourne de la tête une congestion compromettante et devenant de ce jour un émonctoire de sang veineux et conséquemment de déchets et d'épuration, continue dans une certaine mesure, de sauvegarder, au {moins pour un temps, l'encéphale.

Dans la Phthisie, certaines hémorrhagies pulmonaires, de proportions réduites, deviennent en allégeant l'organe, le point de départ d'une amélioration sérieuse. Peut-être ont-elles le double et utile rôle d'une saignée déplétive actionnant l'organisme entier et des scarifications cutanées modifiant si heureusement l'état local.

Les saignements de nez redoublent d'abord, et se suppriment ensuite. C'est le fait le plus constant ; car rien n'est plus facile, par un apport direct de l'Eau sulfureuse dans cet organe, que d'accroître le resserrement des capillaires et d'accélérer la circulation et la nutrition languissantes.

Même observation pour les hématémèses provenant de transsudation et ruptures vasculaires du pharynx (Hémorrhoïdes gutturales de Morgagni).

Ainsi l'Eau thermale provoque ou enraie les hémorrhagies — soit qu'elle plastifie le sang dans une juste mesure ou au delà des besoins organiques — soit qu'elle le lance dans des tissus encore incapables d'en supporter l'impulsion ou d'en contenir la masse; soit enfin qu'elle fasse rentrer dans la circulation générale les éléments des foyers congestifs, désormais éteints; procédant là, avec une énergie exagérée, irrésistible; ici, par une incitation nerveuse favorable au retrait des capillaires, à la contractilité de l'organe lequel, réveillé de son apathie, resserre ses fibres et s'oppose à transsudation, à l'écoulement du sang.

Ainsi se réparent et se régénèrent ces constitutions chlorotiques marquées des empreintes originelles les plus diverses.

Toutes les hémorrhagies ne se ressemblant dont pas et diffèrent autant que les sujets. Le tact médical est de savoir les discerner, de ne point prendre pour des sanguins ceux enclins à des congestions superficielles telles que des rougeurs subites, des bouffées de chaleur à la tête, à la face, suscitant bruissements d'oreilles, vertiges, troubles passagers de la vue, palpitations, essoufflement, indices aussi probants de lymphatisme et d'anémie; de se souvenir enfin que les organismes comme les Eaux ont leurs paradoxes, leurs susprises, lesquels n'en sont plus quand on y est préparé.

XXII. — GLANDES RÉNALES ET SUDORALES

Pour parer aux écueils communs aux constitutions sanguines et arthritiques nous avons d'excellents correctifs dans les fonctions sudorales et urinaires.

Leur utile rôle ressortira d'un court aperçu physiologique.

L'Eau sulfureuse thermale en activant les sueurs et les échanges gazeux cutanés amène, même sans le concours du rein, une décroissance de pression intra-organique qui d'abord diminue les congestions des viscères et leurs chances d'hémorrhagie et, ensuite, augmente les actes résorption et d'élimination des résidus. L'urée est décomposée, comme par le réactif de Millon, en acide carbonique et en azote, un tiers de celui qui est absorbé étant naturellement éliminé par la peau et le poumon.

Ces éliminations augmentent sous l'influence d'une élévation de température, d'agents irritants appliqués sur la peau.

Le bain pouvant constituer parfois un vrai révulsif prêtera un précieux auxiliaire à la boisson et augmentera ses effets des siens propres.

Normalement, la sueur, chez un adulte, est de 689 gr. en 24 heures (Rœhrig) ; pendant un bain d'air chaud elle peut dépasser 680 gr. en moins d'une demi heure. (Duhring.)

Dans le bain, la peau absorbe non pas l'eau mais les gaz et, conséquemment, l'hydrogène sulfuré dont l'action selon les cas, sédative modifie et apaise l'éréthisme cutané.

De là, des détentes parfois surprenante de crises habituelles d'hystérie.

Après un bain alcalin (et il est bon de l'alcaliniser pour atteindre les effets dont nous poursuivons ici l'étude) ses urines sont alcalines et, partant, plus dissolvantes et plus dépuratives.

La sueur évacue encore dans 24 heures une moyenne de 15 à 20 gr. de solides, ce qui est le quart de ceux rejetés par l'urine et, conséquemment, vient au secours du rein, l'allège et le repose.

Elle dépouille le corps de sa graisse, même en des régions où, c omme à la paume des mains, les glandes cérumineuses manquent.

D'ailleurs le produit sudoral le plus aqueux, en apparence, est encore de la graisse liquéfiée, résultant de la fonte de globules de la glande et de l'épithélium glandulaire, mêlés d'une quantité variable d'eau soutirée au sang; c'est ce qui explique comment, dans le choléra, lorsque le sang ne peut plus fournir assez d'eau, la sueur devient épaisse et visqueuse, parce qu'elle est réduite à ses seuls éléments gras.

Donc, autant l'obésité justifie cette spoliation, autant il faut la mesurer, la proscrire même en des conditions inverses ; d'autres fois, quand il y a lieu ; la provoquer abondamment, et y couper court par une hydrothérapie appropriée.

C'est encore cette fluidification graisseuse qui, après quelques jours de traitement thermal donne à la peau l'onctuosité la souplesse et, à ce titre, est utile pour des maladies cutanées.

Ce dépouillement de graisse et d'eau concourt plus énergiquement au rétablissement de l'équilibre physiologique.

La sueur, d'autre part, prévient ou atténue promptement les effets parfois dangeureux pour les viscières des agents qui la provoquent.

On peut comparer le corps et l'exhalation cutanée à l'alcarazas laissant transsuder l'eau par ses pores et apportant à ses propres parois et à leur contenu un certain abaissement de température.

Le corps se défend ainsi contre une accumulation trop grande de calorique.

A côté de ces bienfaits on doit songer au danger du refroidissement. Il est d'autant plus à craindre, que la peau fonctionne par des températures peu élevées, des baisses soudaines toujours trop fréquentes à ces altitudes.

Un des premiers effets du refroidissement est un changement du sang qui paraît plus riche en fibrine, modification à craindre chez un rhumatisant. Le Dr Lang a constaté que la suppression de la perspiration cutanée accumule dans les tissus cellulaires, muscles, péritoine, des cristaux de phosphate ammoniaco-magnésien — condition pathogénétique d'irritation ou d'inflammation de ces organes — y compris des reins, du foie, peut-être du cerveau lui-même.

Les causalités de la goutte se trouvent, de cette façon, réalisées et parfois mises en activité sous le masque de diverses affections viscérales ou articulaires improprement rattachées au rhumatisme (1).

La mucosine, substance organique propre du mucus, est coagulable par l'acide acétique, non par la chaleur; elle est très soluble dans les liquides alcalins. (Robin. Leçons sur les humeurs. t. 523.)

---

(1) On confond encore le rhumatisme chronique et la goutte. Si je n'étais pas séparatiste convaincu de ce groupe pathologique, le témoignage probant des eaux sulfureuses me forcerait de le devenir. Elles calment celui-là, irritent celle-ci.
Les deux maladies, sous des influences tantôt identiques, tantôt spéciales, résultent de l'inactivité des tissus et amènent l'insuffisance de leurs échanges, c'est-à-dire, la cause même dont elles sont nées, cercle vicieux qu'il est difficile, après un certain temps, de rompre.
Le rhumatisme, en diminuant la vitalité des tissus d'élection y appelle, chez les prédisposés, les manifestations de la goutte, et les altérations goutteuses des tissus les rendent, à l'occasion, plus impressionnables aux atteintes du rhumatisme, de par cette loi de pathologie générale, que les tissus affaiblis par un vice de nutrition sont fatalement les amorces des diathèses et conséquemment voués à dégénérer encore.

L'eau sulfureuse thermale n'est point d'une alcalinité assez puissante néanmoins, pour fondre complètement le mucus, mais, telle qu'elle est, aussi bien que par sa thermalité, elle le fluidifie et facilite ainsi son expulsion.

Je n'ai donc garde de croire au privilège exclusif des eaux sulfureuses pour la guérison des catarrhes.

Fait remarquable, tantôt ils se suppriment, tantôt ils apparaissent.

L'excitation thermale sur les tissus atones caractérisés par des sécrétions exagérées, est marquée par le resserrement des fibres, la tonicité des appareils sécréteurs et partant, la suppression des flux et catarrhes.

C'est ainsi que nombre de leucorrhéiques ont leurs pertes diminuées, taries parfois, dès la première injection.

Le contraire a lieu dans les tissus toniques. Les vaisseaux congestionnés charrient un surcroît d'éléments qui se traduit par un catarrhe thermal.

C'est peut-être grâce à leurs propriétés dissolvantes que les eaux sulfureuses alcalines amènent une surabondance de synovie dans les articulations, guérissent un nombre si varié de leurs affections chroniques, en supprimant la sécheresse, l'usure des cartilages, en répandant entre leurs surfaces des couches liquides de mucosine et d'épithélium, éléments du libre jeu des tissus articulaires. Ainsi disparaîtraient certaines douleurs.

Dans cette classe spéciale des arthralgies et arthrites, les eaux sulfureuses moins alcalinisées que les sources chaudes presque exclusivement sodiques, leur sont supérieures justement en raison de cette moindre alcalinité.

Les sodiques, trop fluidifiantes, tendent à liquéfier les

humeurs au delà des besoins physiologiques et a créer de toutes pièces ou à répéter la maladie : témoins les gonflements et douleurs articulaires qui se produisent non-seulement aux eaux bi-carbonatées sodiques mais par l'usage inopportun ou trop excessif du bi-carbonate de soude. Sous cette influence bi-carbonatée sodique, le liquide articulaire est devenu aqueux, pauvre en débris cellulaires, d'autant plus aisément que la maladie a diminué les qualités de résistance des tissus et que le sang lui-même a été plus ou moins associé à cette déliquescence. Rien de plus ordinaire que de voir à la suite de cette thérapeutique des œdèmes partiels, l'anasarque elle-même, quand on a longtemps insisté, accompagner l'hydarthrose (1).

D'autre part, aux eaux sulfureuses, la cure thermale peut-être aussi compliquée de gonflements douloureux mais mieux limités ; il n'est pas rare d'y remarquer une rougeur, une chaleur prononcées ; elles dénotent une active prolifération de l'épithélium et des éléments anatomiques de la synoviale, activité alors voisine de l'état inflammatoire. La plasticité du liquide est donc accrue peut-être par la décomposition et la mise en liberté d'acides hypooxygénés, dus à l'action du soufre et de ses changements moléculaires.

XXIII. — RELIQUATS INFLAMMATOIRES DU POUMON, DE LA PLÈVRE ET DU COEUR (2).

Quand, après quelques jours de traitement thermal, on applique l'oreille sur la région de la poitrine antérieurement affectée de pleurésie, le bruit plus ou moins sec,

----

(1) Je rappellerai l'expérience de Magendie fluidifiant le sang, le privant de ses qualités plastiques, diffusant son sérum dans les tissus par des injections de bi-carbonate de soude.

(2) Voir pour les complications diabétiques l'excellente monographie de mon ami M. le Dr de Larbès.

le timbre parfois si obscur des frottements pleuraux a fait place à des bruits plus doux, plus humides, laissant peu à peu arriver à l'auscultation le souffle moëlleux pro- propre à l'organe sain.

On observe des changements de même ordre au niveau des régions pulmonaires envahies autrefois par la pneumonie.

Que s'est-il donc produit ? Un actif échange moléculaire fluidifiant les épaississements membraneux, préparant ainsi leur absorption, aboutissant, somme toute, à une sorte de déblaiement, qu'on me passe le mot, qui, avec l'accélération et le développement de la respiration, dilate cette région étroite de la poitrine et permet au poumon un jeu plus étendu. La preuve matérielle de cet accroissement d'amplitude nous est donnée par la mensuration et le spiromètre.

Je ne parle bien entendu que des reliquats de la pleurésie *a frigore* dégagée de toute origine tuberculeuse.

Même travail, même remarque pour la péricardit[e] dont le traitement est soumis à infiniment plus de réserves et d'aléa.

Ces inflammations viscérales *a frigore* tirent d'elles-mêmes un caractère pathogénétique récidivant qui dispose l'organe à des rechutes par l'affaiblissement résultant des précédentes.

L'eau sulfureuse le dote au contraire d'une résistance et parfois d'une insusceptibilité remarquables.

Je ne connais pas de meilleur révélateur que l'eau thermale ; elle dépiste, pour ainsi dire, la maladie de cœur, la force de se montrer.

Voici des asthmatiques récents, de simples essouflés, toussant sec et dont les bronches se prennent aux jours humides de l'automne et du printemps. Incidemment, quand vous auscultez le poumon, un bruit de souffle ou de frottement cardiaque glisse dans votre oreille alors que vous ne le recherchiez pas et vous laisse plein de surprise, — surprise qui renaît un jour qu'il s'en va comme il était venu.

Serait-ce l'effet de simples troubles de surexcitations nerveuses analogues à ceux provoqués par le thé, le café, les spiritueux, surtout, renforçant la masse et la poussée de l'onde sanguine dans le cœur, sans qu'il ait reçu une augmentation de résistance préalable ?

Il est plus probable qu'à des modifications anatomiques superficielles mais plus souvent encore à la disparition de troubles nerveux correspondent des changements de timbre simultanés.

Lorsque les symptômes cardiaques dépendent de maladies pulmonaires ou autres justiciables de nos thermes, généralement la solidarité se continue dans le traitement.

Les troubles nerveux cardiaques venus d'émotions violentes et prolongées ne s'apaisent à nos Thermes qu'autant qu'elles ne sont plus sous l'empire de leurs provocations morales.

Contre-indications. (1) Nous ne pouvons rien contre l'insuffisance mitrale ni le retrécissement aortique confirmés; rien pour venir en aide à la déplétion de l'artère pulmonaire quand une portion de ses débouchés c'est-à-dire des capillaires a été comprimée par la dilatation des vésicules dans l'emphysème ou a disparu avec les vésicules elles-mêmes ; quand ces capillaires deviennent imperméables dans la cirrhose et autres induration chroniques

---

(1) Notre confrère, M. le Dr Lahillone, dans une savante étude, a montré tout le parti qu'on peut tirer du sphygmographe.

du foie ou du poumon, en un mot, dans tous les cas où le cœur épuise sa contractilité et s'hypertrophie à vaincre des résistances.

J'excepterai celles provenant de dépôts fibrineux pneumoniques et pleurétiques peu anciens ; tous sont loin d'être sans ressources. L'eau a une action heureuse et résolutive sur les pseudo-membranes de la plèvre et les agglomérats fibrineux du poumon quand le cœur permet de les viser franchement ; mais l'état du cœur peut être un obstacle à leur traitement, comme elles-mêmes peuvent devenir une gêne à celui du cœur.

Nos thermes excluent absolument les vieillards, les cachectiques, les anomalies congétinales, les cœurs soupçonnés gras des obèses et des podagres, l'état athéromateux et généralement toutes les lésions depuis longtemps acquises et qu'il est prudent par cela même de juger irrémédiables.

XXIV. — MALADIES DES VOIES DIGESTIVES.

Nous ne pouvons améliorer ou guérir les affections des organes digestifs qu'autant qu'elles sont dépendantes d'un de ces états généraux de l'organisme justiciables des Thermes sulfureux (chlorose, anémie, rhumatisme, atonie nerveuse). Signalons comme sources en vogue Mauhourat, de Cauterêts et, dans un autre ordre de gastralgies, Hontalade de Saint-Sauveur de Luz, spécialement sédative, exerçant de plus des modifications heureuses sur les voies vésico-rénales.

L'hydrogène sulfuré peut neutraliser aussi certains ferments nuisibles nés d'un vice de secrétions gastro-intestinales.

Mais, dans ce cas, des pastilles de charbon et de soufre agiraient parfois tout aussi bien.

XXV. — MALADIES NERVEUSES.

Il est surprenant au premier abord de voir des troubles nerveux caractérisés s'atténuer ou guérir aux Thermes sulfureux. Ne l'est-il pas davantage d'apprendre des cures opérées aux sources les plus diverses, douées des propriétés les plus tranchées ?

Il faut en chercher la raison unique dans la reconstitution des forces du sujet.

Sydenham se trouvant en face d'un malade saigné de la veille, mis à une diète absolue, conséquemment exsangue, prostré et nervosique à l'excès, ne trouva rien de mieux à lui prescrire qu'un poulet arrosé de bon vin, et par ce coup de maître il le guérit (1).

Mais, le plus souvent, le point délicat, l'écueil même, c'est la répugnance, la difficulté qu'éprouvent les névropathes à s'alimenter. Il faut compter, parfois cruellement, avec l'anorexie nerveuse.

Les organites nerveux, ne trouvant plus dans le sang et les humeurs qui les baignent les éléments d'une nutrition suffisante, réagissent à leur tour d'une façon anormale ou incomplète, et parfois nulle, comme dans les paralysies diphthéritiques et d'autres provenances infectieuses. De même les éléments d'une pile ne peuvent fonctionner que dans leur liquide chimique spécial en proportion définie et non altérée.

Burq mit en lumière que l'organisme est sensible à tel métal, indifférent à d'autres ; que cette action est de pur contact et essentiellement dynamique.

------

(1) C'était aussi l'opinion d'une grande Sainte de traiter les *maladies de nerfs* et les *épidémies nerveuses* par la viande et le sommeil.

Bien plus, des névropathes ont subi l'influence médicamenteuse de substances renfermées en des vases clos et tenus derrière leur tête, à leur insu. BOURRU et BUROT· (*Congrès sccientifique de Grenoble 1885.*)

On conçoit dès lors qu'en immergeant le sujet dans un riche milieu métallo-thérapique tel que l'est une eau thermale minéralisée où chaque système, chaque élément nerveux discerne et s'approprie les principes qui lui conviennent, on remonte, par ce fait seul, l'organisme en lui restituant, avec le soufre par exemple, ses molécules physiologiques : (albumine, globules de sang, etc., etc.). En aidant au fur et à mesure par l'hydrothérapie le jeu du système cérérébro-spinal on arrive peu à peu et méthodiquement à obtenir son fonctionnement régulier, tout au moins à le rapprocher de l'état d'équilibre.

Je signalerai sans insister les conditions si favorables du déplacement : les visages, les relations, les sites, un air nouveau, milieu et circonstances souvent tout opposés à ceux qui ont amené le mal, son oubli, l'allègement de l'esprit, enfin les encouragements du médecin, la foi surtout qu'il sait inspirer, à eux seuls opérant des miracles.

Je ne parle, bien entendu, que des maladies nerveuses dégagées de toute tare matérielle du système cérébrospinal (1) qui même, purement essentielles, ne sont point de ces échos ataxiques, divisés, transformés, prêts à évoluer encore vers le mode typique originel plus grave, même à le dépasser.

Il faut se méfier de ces organismes excitables, impressionnables à l'excès, surtout vers l'adolescence entre 18 et 20 ans, phase si tristement accessible aux formes diverses de l'épilepsie.

____

(1) Sauf les lésions matérielles récentes de la Syphilis.

C'est *ce possible protéique et discordant* qu'on doit toujours avoir présent à l'esprit avec tous les cérébro-spinaux, tribu si souvent en genèse d'hybridité vraiment surprenante si elle n'était prévue.

Sauf quand leurs symptômes tiennent à des affections d'autres organes justiciables de nos eaux, c'est une catégorie de malades qu'il nous faut énergiquement refuser : Lamalou, Néris, Ussat les réclament. J'excepte la simple Hystérie qui peut guérir partout et pour ainsi dire de rien.

On peut considérer non comme des exceptions mais comme des faits mal interprétés, de prétendues guérisons d'ataxie locomotrice ou de myélite chronique dont les Eaux sulfureuses hâteraient plutôt la marche et redoubleraient les symptômes. Probablement on avait affaire à certaines formes de rhumatismes qui, actionnant les articulations vertébrales, se propageaient de leurs tissus à la substance médullaire elle-même.

Hasse a signalé en des cas analogues une hyperplasie prononcée de la moëlle. Cette lésion étant dépendante du rhumatisme, il n'est point étonnant qu'elle ait été amendée avec lui aux Thermes sulfureux. Une origine syphilitique expliquerait aussi bien des guérisons.

Les madifestations nerveuses de la Goutte ne peuvent que s'exaspérer à ces Thermes.

Réservons aux sources non excitantes les retentissements douloureux des maladies des appareils sexuels de la femme sur la plupart des organes.

Revendiquons pleinement les Amyotrophies, Neuropathies et jusqu'aux encéphalopathies saturnines pour lesquelles le traitement sulfureux est classique ; les paralysies infantiles, soit essentielles, soit succédanées de rougeole, scarlatine, diphthérie et autres affections infectieuses altérant non-seulement les nerfs (névrite), mais jusqu'aux tuniques des vaisseaux, pouvant donner lieu à des hémorrhagies graves. Toutes, quelle que soit leur origine, commandent d'ailleurs, sous peine de rétrogradation pathologique parfois irrémédiables, le tact, la réserve exigés par les maladies de l'enfance. Nous acceptons enfin cette classe de névropathies atoniques résultant de l'épuisement du système nerveux incapable de maintenir à leur taux normal la vie chimique des tissus et leur tonicité fonctionnelle.

XXVI. — ASTHME.

C'est en restituant au poumon l'innervation physiologique que l'eau sulfureuse améliore ou guérit l'asthme, soit qu'elle imprime à ses vésicules inertes la contractilité nécessaire à l'expulsion de l'air aspiré ; soit qu'elle leur communique, ainsi qu'aux tuyaux bronchiques, un surcroît de force pour vaincre la résistance qu'opposent à la sortie de l'air les mucosités qui l'emprisonnent, après avoir fluidifié ces mucosités et tari en partie leur source.

La première forme pathologique est surtout justiciable des eaux d'Auvergne ; la seconde, des thermes sulfureux. Rien d'absolu d'ailleurs.

On ne saurait mettre sur le compte d'un traitement à peine commencé les troubles ou les effets heureux résultant de l'altitude.

Mais, fait remarquable, les eaux sulfureuses bues inopportunément ont créé chez des sujets indemnes de toute affection pectorale, des poussées bronchiques, des irritations durables du parenchyme pulmonaire, rendant ensuite l'organe très sensible à l'action du froid. Je pourrais citer plusieurs exemples d'ashhmes nés sous la même influence.

Pidoux, ce grand clinicien, recherchait ces créations emphysémateuses comme une transformation possible, un change heureux d'une phthisie à fatale échéance. La circulation pulmonaire plus considérable, réalisée par les sulfureux est en effet peu compatible avec le développement des tubercules, au même titre que les affections du cœur et les anévrysmes qui, mettant obstacle au cours régulier du sang, l'accumulent dans le poumon.

J'ai la conviction, fondée sur des preuves, que ces asthmes ne se développent qu'en des organismes prédisposés, rhumatisants, athritiques, issus eux-mêmes de lignée asthmatique ou goutteuse.

Mais comment?

Le poumon recevant à la fois un afflux de sang, (parfois de sécrétions), et une incitation inaccoutumés, ou bien ne tolère ce surcroît d'humeurs et ne fonctionne que par cette incitation, ou, si elle est au-dessus de ses capacités physiologiques, surmené et incliné surtout par l'hérédité, tombe en état de spasme. D'autre part, il peut contracter l'asthme lorsqu'il se retrouve, quelque temps après la cure thermale, livré, sous le poids d'une plus lourde atmosphère, au seul stimulus organique, bien inférieur à celui des eaux.

Les asthmatiques sont rigoureusement tenus d'inaugurer le traitement par de très faibles doses de boisson. L'inhalation peut leur procurer un bien-être momentané.

La douche révulsive sur les extrémités inférieures enraie presque toujours une crise commençante.

XXVII. — MALADIES CUTANÉES
ET TROPHONÉVROSES.

Les eaux sulfureuses ont souvent raison de quelques-unes de ces maladies, sont sans action sur d'autres et, pour certaines, franchement mauvaises.

Nonobstant d'heureuses exceptions, et j'en ai par devers

moi(1), on peut ériger en règle la défiance vis-à-vis des lésions vésiculeuses et de leurs dérivés de forme sèche, ceux-ci, pouvant à leur tour, extériorer le type devancier.

Bien qu'il y ait des varités tolérantes, on ne recherchera jamais d'emblée les eaux excitantes et considèrera comme pouvant devenir telles même les sources réputées douces et sédatives. Les bains du Bois, de La Raillère entre autres, provoquent parfois entre les orteils des excoriations brûlantes du type eczémateux et même l'eczéma chez des sujets qni peut-être ne l'eussent jamais connu sans ces provocations.

La dermatite nettement vésiculeuse, à sérosité limpide, est le partage de la dartre ou de la goutte. Or, la peau du tributaire, impressionnable comme ses nerfs, prompte aux récidives et aux diffusions pathologiques, demande des tempéraments de toutes sortes, des eaux absolument différentes.

Donc, même avec la plus sage réserve, on s'expose à dépasser le but, à généraliser un mal auparavant limité.

M. Guibout, médecin de l'hôpital Saint-Louis, m'a dit avoir été témoin de faits de ce genre tellement graves qu'il a été amené à proscrire l'eau sulfureuse de sa thérapeutique.

Au contraire, les formes chroniquement sèches, le psoriasis par exemple, ce mal invétéré des fortes constitutions, ne cède guère qu'aux immersions prolongées des sulfureux excitants.

J'ai ainsi à peu près guéri avec l'appoint des frictions classiques d'huile de cade, d'acides chrysophanique et

---

(1) Que dire par exemple de plaques eczémateuses d'une femme âgéequi confondant les sources Pauze de Cauterêts , s'immergera vingtjours durant à la source excitante par excellence... et guérit, sinon que le hasard est parfois un grand maître.

pyrogallique des psoriasis rebelles jusqu'alors ; celui entre autres, presque généralisé et datant de trois ans, d'une jeune femme que le chagrin plutôt que le mal avait conduite au dernier degré d'épuisement.

On cherchera même, quand la dermatose absolument réfractaire est très limitée, à obtenir par les caustiques chimiques (potasse caustique de 10 à 5 0/0) une plaie franche que l'on modifiera ensuite par les bains sulfureux et les douches.

Le scrofuleux peut immerger ses lésions, quelles qu'elles soient, aux termes les plus sulfureux, les plus excitants. Ses eczémas vésiculo-pustuleux, comme ses trouées ganglionnaires, ses décollements cutanés, s'y cicatrisent à merveille. Ses lésions, même à la période d'acuité, reçoivent rarement une stimulation qu'il faille modérer, et cette stimulation on la recherche dans les températures élevées, les grandes douches auxquelles se complaisent d'ailleurs ces plus ou moins froids organismes.

Les iodures interviendront encore. Dans ma monographie des *Eruptions, Granulations et Ulcérations des organes sexuels de la femme*, j'ai donné à cet important sujet tous les développements qu'il comporte et n'y reviendrai pas.

Je rappellerai cependant, dans un ordre d'idées plus général, cette sorte de balancement pathologique entre de certaines affections cutanées et des affections viscérales telles que asthmes, bronchites, gastro-entéralgies, poussées d'angine granuleuse, de granulations utérines. On ne saurait trop méditer à ce sujet les appréciations des dermatologues assimilant les affections cutanées à celles des membranes muqueuses qu'ils considèrent comme la prolongation intra-viscérale de la peau. Ces doctrines ont été développées par M. Guéneau de Mussy avec cette ampleur de vues, ce talent clinique particuliers à ce regretté Maître.

Il faut avant tout subordonner le traitement de la maladie cutanée aux aptitudes et besoins supérieurs de l'organisme.

Que les secrétions épaisses du poumon, par exemple, coïncident ou alternent avec des lésions cutanées de même nature, ce qui est presque une règle, toutes en général ressortissent aux sulfureux (scrofule). — Que les affections pulmonaires aient un jetage rare, gris, transparent, se compliquent de nervosisme, d'asthme, elles appartiennent au Mont-Dore.

Même remarque pour les granulations tant gutturales, qu'utérines et leurs catarrhes, bien qu'elles-mêmes passent en un même sujet par des phases plus ou moins secrétantes, d'autres où elles ne le sont pas. Toutes néanmoins, ont une dominante qui devra imposer un choix.

Plus encore que celles de l'utérus, les granulations de la gorge récidivent et se montrent réfractaires au traitement ce qui ne saurait étonner, quand on songe que cet organe trouve communément des provocations, des offenses mêmes dans les variations de température et de pression atmosphérique, dans le jeu trop répété de la parole ou de la voix.

Souvent aussi, et dès le plus jeune âge, la granulation est le signe de l'imprégnation atavique de la goutte et l'on sait que l'eau sulfureuse a le privilège de l'exaspérer.

Fréquemment enfin quand elle émigre de la gorge à l'utérus et inversement, ainsi que l'a observé comme moi mon éminent confrère M. le Dʳ Love, je la croirais manifestation d'ordre purement nerveux. J'en ai la preuve dans l'influence qu'exerce sur elle l'acide carbonique en boisson ou en jet. Il éveille la sensibilité normale, émousse ou supprime son éréthisme douloureux, et les alcalins avec lesquels il se combine tempérent les causes d'excitabilité goutteuse ou herpétique (1).

Je crois être le seul à signaler la haute valeur de cette thérapentique bien supérieure, en beaucoup de cas, à tous les sulfureux connus.

J'ai démontré (mal : de gorge et de la voix) les migrations intra-pulmonaires de l'état granuleux et de sa matière tuberculogène.

Enfin les granulations, les dermatoses liées à des complication gastro-intestinales suivront de près le sort de celles-ci. Ainsi s'explique la disparition à Vals, Vichy, Aulus, Pougues, Plombières, de pharyngites, de métrites que les malades soignaient incidemment préoccupés avant tout du soin des voies digestives.

Somme toute, lorsqu'on voit sous l'influence des Eaux sulfureuses naître et s'accroître des maladies de peau (sans diminution compensatrice d'une affection viscérale, fait de plus en plus rare depuis qu'on le recherche mieux) m'est avis qu'il faut les considérer comme dangereuses et s'en abstenir.

On ne ferait que dégager de plus en plus, fortifier un germe morbide, une diathèse dont ou peut espérer débarrasser le corps plus ou moins temporairement, définitivement peut-être, par une médication appropriée et surtout par une hygiène bien entendue.

Chaque jour d'hygiène en affaiblissant pour sa part la diathèse arrivera inévitablement à en dépouiller l'organisme.

Inversement, chaque dose sulfureuse concourra avec les influences de l'âge à l'exagérer de plus en plus jusqu'à en saturer le corps.

____

(1) J'emploie volontiers l'eau de Montrond, plus efficace jusqu'à présent, que les eaux similaires.

D'une part, c'est priver le germe morbide de causes de reproduction, le stériliser; d'autre part, c'est le mettre, pour ainsi dire, en culture forcée, intensive.

XXVIII.—INFLUENCE PRÉVENTIVE ET CURATIVE DES EAUX SULFUREUSES THERMALES SUR LES INFECTIEUX ORGANIQUES.

Je vais énumérer rapidement, pour finir, les avantages d'un traitement qui procède en rénovant ainsi les tissus; laissant aux esprits logiques le soin de pousser plus loin les conséquences.

Ainsi, assez souvent, quand le rhumatisme s'empare de l'organisme, il débute sous forme d'angine, et l'angine est guérie qu'il poursuit encore sa marche, comme le témoignent une grande faiblesse et bientôt l'attaque des articulations.

En tonifiant la muqueuse, on peut légitimement induire qu'on diminue, qu'on supprime peut-être sa prédisposition morbide, et qu'en fermant cette porte ouverte au rhumatisme ou préserve l'organisme tout entier.

Le rhumatisme, à en juger par les éléments palpables qu'il nous fournit, l'albumine serait le plus général et le plus important de tous, (Lasègue), est une viciation de tout l'être née d'un incident localisé. On supprime du coup l'incident et ses suites.

Je ne vois pas d'autre moyen non plus de combattre et d'effacer l'habitude de l'érysipèle de la faee de migrer vers la gorge et les bronches, de mieux cicatriser les ulcéra-tions que peuvent laisser après elles la rougeole, la scarlatine, la diphthérie ou le croup, ni de plus puissant agent pour prévenir ces maladies essentiellement gutturales.

Il n'est pas improbable que le terrain favorable à nombre de maladies du poumon ne se trouve dans la nature, (si heureusement modifiée par les eaux sulfureuses), de ses sécrétions épithéliales et exhalations humorales, offrant à un moment de la vie peut-être des modifications chimiques qui les assimilent aux liquides d'ensemencement et de culture microbiques des laboratoires.

Somme toute, l'eau thermale rend moins accessibles ces voies d'infection, et dans une certaine mesure, sauvegarde ainsi l'avenir.

XXIX. — FIÈVRES PALUDÉENNES ANCIENNES

Des traces mêmes anciennes de paludisme se révèlent aux eaux sulfureuses par des accès rééditant le plus souvent le type originel (1) mais qui sembleraient les dépasser en violence et, d'autre part, ne sont jamais suivis du même accablement.

Sous l'influence des spécifiques (quinquina, arsenic qu'il est bon d'associer et de faire précéder de l'éméto-cathartique) les accès fébriles tombent et disparaissent. Ces trois modifications : violence des accès, moindre prostration finale, rapide épuisement de la fièvre, à quoi les attribuer ?

La réaction exagérée et la résistance organique ne proviendraient-elles qas du surcroît d'énergie potentielle, de neurilité, dont les sulfureux chargent les centres mé-

---

(1) En 1881, un officier d'Afrique soignait, aux termes de César, une bronchite compliquée parfois de dyspnée. Bientôt éclatèrent des crises d'asthme périodiques, accusant l'impaludisme par leur tiercement assez régulier. Des complications cardiaques, l'âge m'ôtèrent la possibilité d'employer un vomitif. La Raillière en boisson et en bains, la quinine, diminuèrent, sans les faire cesser, la violence des accès qui disparurent un peu plus tard chez lui, lorsque ses bronches détérgées et tonifiées rendirent à la respiration son libre jeu.

dullaires, mis en demeure ainsi de réagir avec plus de violence, sans qu'il en résulte d'autre part, le même accablement final ?

Dans son savant traité des fièvres palustres, M. le Dr Laveran, prof. au Val de Grâce, attribue l'intermittence des accès, jamais d'ailleurs aussi rigoureuse que la donnent les descriptions classiques, à l'alternance existant entre l'irritation nerveuse et l'épuisement de l'irritabilité de la moëlle épinière, M. Richard, son élève, fait de l'intermittence le résultat des phases de genèse et de mort des parasites hématiques. Dans ce cas, l'eau sulfureuse, accélatrice du jeu des émonctoires et des phénomènes nutritifs, débarrasse le sang des éléments pigmentés qui l'adultèrent et, le dotant de qualités névrosthéniques et plastiques, concourt ainsi à l'extinction du paludisme et au relèvement du sujet.

XXX. — PHTHISIE PULMONAIRE ET LARYNGÉE (1).

> *Prévenez la phlegmasie, vous*
> *guérirez vos malades*
> CRUVEILHIER.

La prodigieuse circulation de vie parasitaire qui nous entoure nous laisse indifférents à l'état sain, c'est-à-dire quand notre équilibre physiologique est intact ou à peu près ; que certaines conditions l'altèrent d'une façon spéciale ou le rompent, l'infection, la maladie, se trouvent constituées.

----

(1) Disons de suite que la laryngite tuberculeuse, bien que comptant à toutes ses périodes des résultats heureux, trouve aux thermes sulfureux peut-être moins de ressources que la phthisie pulmonaire. Le laryngite chronique non spécifique s'y amende facilement mais ne guérit pas de même,

Les *pneumococcus* (lancéolés de Talamon — à capsule de de Friedlander) trouvent dans l'état spécial du poumon sous l'influence du froid le terrain favorable à leur évolution. (Pneumonie) De même le *Microsporon furfur* et le bacille succédané de la tuberculose ne doivent pouvoir évoluer que dans un mode particulier de l'organisme ; mode essentiellement changeant ainsi que le prouvent les servitudes et immunités de différents sujets placés en des milieux et dangers analogues et, d'autre part, parmi ceux déjà atteints, des améliorations et guérisons spontanées.

Donc, si le Microsporon et sa lignée font la phthisie, le terrain fait le Microsporon, et, en modifiant convenablement le terrain, on peut atténuer, supprimer même l'évolution parasitaire ou le mal.

Preuve que la qualité du terrain prime celle de la semence, c'est l'ubiquité des germes du Microsporon furfur, du bacillle lui-même laissant l'organisme dans une parfaite indifférence.

Or, si l'on réfléchit d'une part à la résistance qu'opposent à l'évolution de la phthisie les arthritiques, c'est-à-dire ces organismes sinon fatalement voués, très enclins du moins à la raréfaction des humeurs, à la condensation des tissus, en lesquels dominent les réactions acides, de plus, à l'entrave qu'apporte aux cultures bacillaires l'acide lactique, caractérisque de l'arthritisme et, qu'on songe d'autre part à la plasticité qu'impriment les eaux sulfureuses aux liquides et solides de ces constitutions, on comprend qu'il ne s'agit pour prévenir, atténuer ou guérir la phthisie que de faire concourir les eaux sulfureuses à développer les attributs de l'arthritisme.

Or l'époque la plus favorable à l'entreprise de cette transformation organique est celle où les phénomènes de croissance décident, souvent pour la vie, de nos aptitudes pathologiques, surtout lorsqu'ils embrassent une végétation cellulaire trop étendue et trop hâtive pour être résistante. Ce type d'évolution organique pourra bien être plus tard celle de la phthisie qu'il est mieux de prévenir que d'attendre.

Si elle peut être supportée, l'eau sulfureuse agira donc comme tonique reconstituant et préventif.

Car, ne l'oublions pas, une fois la phthisie déclarée, par cela même que l'eau thermale est agent plastique, elle ne peut faire servir à l'exaltation des forces vitales et à son travail organisateur que des éléments d'une certaine résistance et, bien que malades, capables encore d'en supporter l'élan ; elle éliminera donc des tissus trop dégénérés qui ne sauraient remplir son but.

De là, dans la phthisie, plus encore qu'en d'autres maladies gangréneuses, ces suppurations, ces hémorragies, ces évacuations et pertes de substances considérables qui souvent précipitent la mort, d'ailleurs inévitable, du malade.

J'ai dit par quel mécanisme en apparence paradoxal l'eau sulfureuse dissipe les congestions du sang par un nouvel afflux du sang.

Bien souvent on peut suivre comme pas à pas, par les procédés de l'auscultation et à certains symptômes tels que les hémorrhagies, les progrès de cette fluxion plus active de cet apport, de cet échange d'éléments nouveaux contre des résidus anciens : c'est une augmentation notable, un redoublement du gargouillement et des râles tendant à se rapprocher et à se nantir de plus en plus, vers la fin du traitement thermal, du timbre fin et pénétrant des râles de retour de la pneumonie en voie de résolution.

Des bruits pleuraux de frottement marquent la participation de la plèvre à ce renouveau physiologique.

Ce n'est même pas sans une certaine appréhension et, au début de la carrière thermale, sans un doute plein d'angoisse, que le praticien ose poursuivre le traitement au milieu de cet orage qu'il a soulevé. Mais, à l'encontre de ses alarmes, il ne tarde pas à le voir s'apaiser. Le malade jouit d'une respiration plus facile, de nuits plus calmes ; la toux suffocante du réveil n'existe plus ; l'expectoration se fait sans effort, en quantité moindre ; dans la journée, la marche est plus aisée, l'ascension moins pénible, il y a retour de forces et d'appétit et surtout ce relèvement moral si nécessaire à celui de la santé.

L'eau sulfureuse ne peut rien contre les tubercules mais elle tend à le réduire, à n'être plus que lui-même, c'est-à-dire une simple granulation. Elle dissipe ses congestions ambiantes, éteint ses foyers, nettoie ses cavernes, les désinfecte par son hydrogène sulfuré, rapproche, cicatrise leurs parois, sèche et revêt d'un épithélium plus durable les surfaces sécrétantes, fluidifie la fibrine, dégorge les lymphatiques, redonne la contractilité à l'élément musculaire, ramène le plus près possible du taux physiologique la masse des humeurs pulmonaires, modère l'éréthisme nerveux et, rompant tous les liens inflammatoires du tubercule avec les tissus, l'y laisse comme enkysté, c'est-à-dire indifférent (1).

Je ne dissimulerai pas que c'est là l'idéal d'un traitement qu'il est rarement donné d'atteindre ; néanmoins on peut s'en rapprocher, selon les individus, à des degrés

---

(1) Je dirai de plus de l'eau thermale ce que le premier j'ai dit de l'alcool, à savoir, qu'en retirant une forte proportion d'eau à l'organisme, elle soustrait par cela même au pus un de ses facteurs essentiels. Elle aide ainsi à la transformation crétacée ou fibreuse du tubercule.

divers, sans jamais s'obstiner à viser de trop près la perfection sous peine de déceptions cruelles.

Ainsi donc, l'eau thermale, on ne saurait trop insister, n'efface point la tubercule, n'agit même pas spécifiquement, ne le neutralise point comme le mercure la Syphilis ; d'une part, elle exalte les forces vitales ; d'autre part modifie anatomiquement les lésions péri-tuberculeuses.

Mais le tuberculeux, bien que demeurant tel, cesse d'être phthisique, il ne se consumme plus.

XXXI.— SYPHILIS, MERCURE ET SOUFRE (1).

Le boisson sulfureuse thermale est une pierre de touche généralement très infidèle si elle n'est activement secondée par les flagellations de la douche écossaise suivies d'immersions prolongées à haute température. Encore tous ces moyens échouent-ils souvent.

Une fois la maladie révélée, les qualités sulfureuses viennent éminemment en aide à celles du médicament spécifique par excellence, du *mercure* et de l'iodure de potassium. Elles s'ajoutent aux deux substances comme un puissant coefficient, rendent tolérable dans las cas graves cette urgente médication *d'assaut,* en éloignent tous les

---

(1) Les qualités du soufre, neutralisantes du mercure, s'opposent donc à ces retours de gingivites et de salivation qu'on a cru observer aux eaux sulfureuses ; un des premiers phénomènes thermaux c'est justement l'amélioration. Une analyse minutieuse m'a toujours démontré que l'erreur a été accréditée par le malade prenant pour le réveil d'un fait pathologique ancien le jetage exagéré de la bouche ou domine le mucus transparent et salé de la gorge ce qui est la conséquence la plus ordinaire du gargarisme, même chez los sujets les plus sains ; à plus forte raison, quand la muqueuse buccale a subi, à des degrés divers, sous l'influence d'un traitement mercuriel antérieur, une dénutrition moléculaire qui la rend plus sensible à l'action thermale.

dangers, ne lui en laissent que les bénéfices. Ainsi le mercure dont on a exagéré d'ailleurs la novicité, n'en a absolument aucune dans le traitement sulfureux. On connaît peu la vieille expérience, bien remarquable cependant, de chimistes hollandais au xviie siècle : sous un globe de verre, au contact de vapeurs de mercure, une menthe en pleine végétation dépérissait, en noircissant ; un peu de soufre, répandu sous la cloche, neutralisait ces effets mortels du mercure, rendait à la plante son plein essor.

En 1870, pendant le siège de Paris, je conseillai, dans un but de prophylaxie générale, l'application permanente de fleur de soufre au conctact des pieds. Je constatai chez des syphilitiques la disparition progressive de gingivites et autres inconvénients du traitement mercuriel.

Hors la station thermale, chez mes clients soumis au mercure, je n'ai jamais observé de conséquences fâcheuses, grâce à cette précaution. Plusieurs mois après qu'ils ont cessé l'usage, l'odeur sulfureuse qui se dégage de leurs tissus, quand les glandes sudoripares entrent en activité, montre que le soufre a été absorbé.

Si la maladie, violemment sollicitée de se montrer, s'y refuse fréquemment ou se signale, en des cas heureux, dans la mesure qu'on en attend, il arrive par contre, surtout dans les périodes peu éloignées de l'infection initiale, qu'elle fasse une véritable et désastreuse explosion sous l'influence de la médication sulfureuse la plus simplifiée. Je citerai à l'appui l'observation rapportée par le Docteur Bordes-Pagès d'un syphilique qui guérit à Aulus les ulcérations destructives les plus graves survenues après quelques essais de traitement aux Thermes d'Arles, aujourd'hui Amélie-les-Bains.

Après une saison de Cauterêts, je soignai des lésions

osseuses de la face, provenant, il est vrai, d'un traitement
à outrance dont le malade doit supporter toute la respon-
sabilité, puisqu'il l'entreprît seul. L'affection fut enrayée
par les spécifiques et, fait digne de remarque, l'année
suivante, aidé d'une thérapeutique méthodique, Cauterêts
cicatrisa les lésions qu'il avait développées.

J'ai observé une large ulcération du pharynx juste au
niveau de sa percussion par la douche nasale ; plusieurs
éruptions buco-gutturales dont l'une, confluente et exten-
sive me donna beaucoup de souci ; et, l'an passé, une
apparition presque soudaine d'un psoriasis lingual dont
le malade n'est point débarrassé encore.

Loin d'être de constitution affaiblie ou ruinée, ces
sujets, tous âgés de moins de trente ans, offraient les
attributs de la vigueur. Tous, sauf le dernier ignorant
l'existence de son mal, paraissaient avoir fait le traitement
mercuriel.

De ces faits et d'autres de ce genre, venus à ma con-
naissance, je concluerai à la prédominence des agents
cutanés sur la boisson, à la première et à la deuxième période, pour ne point hâter les lésions profondes de la
troisième ; à la troisième, de peur de provoquer l'allure
aiguë des précédentes.

D'où : 1° Boisson à doses répétées et modérées, à n'importe quelle source richement sulfureuse ;

2° Bains, à haute thermalité, aussi longs que les peut
supporter le malade qui, d'ailleurs, devra être exempt de
toute tendance aux congestions thoraciques ou cérébrales.

3° Douche écossaise flagellant les membres seuls, les
inférieurs principalement, de façon à y concentrer le plus
grand afflux sanguin, au bénéfice des organes nobles.

Si le sujet est lymphatique, peu excitable, la douche
précédant le bain prédisposera éminemment la peau à

recevoir tous les effets cutanés congestifs de l'immersion prolongée.

Bien qu'on les obtienne ainsi sûrement, comme ce traitement d'épreuve doit dépasser de beaucoup les autres en durée, il faut compter avec la surexcitation possible et (bien que je n'aie pas de fait probant par devers moi), avec les atteintes que pourraient en recevoir le cerveau et les centres nerveux, si tristement privilégiés.

C'est alors que la profusion de sueurs qu'entraînent les bains de vapeur et la caisse-étuve, concourra énergiquement et sans péril aux effets décongestifs épurateurs (1). Dans le même but, quand la syphilis est certaine, j'ai pour habitude immédiatement après le traitement sulfureux, concluant ou non, d'envoyer les malades à Aulus.

Ses eaux, toujours bien supportées, amènent des torrents d'urine, d'abondantes sueurs, quand on les boit en masse, des selles liquides répétées, et l'écoulement du sang hémorrhoïdal. J'ai connu des sujets qui en rendaient la valeur d'un litre par jour. Or, on sait que le sang tend immédiatement après une saignée à recouvrer la quatité perdue e nempruntant leurs humeurs aux tissus ambiants.

Que ce dépouillement, compensé par un un appétit et une absorption exagérés, se poursuive ainsi durant 15 à 18 jours, on peut dire que le corps est transformé, créé à nouveau.

Grâce à cet incessant échange moléculaire, facilitant aussi la médication mercurielle, l'organisme se débarrasse de vices morbides de toutes sortes, sans qu'Aulus ait pour cela la moindre vertu spécifique contre la syphilis, comme

––––––––––

(1) Malheureusement ces moyens manquent à Cauterêts.

l'ont cru des médecins dont la bonne foi a été surprise, faute de ramener aux lois de la physiologie le mode de la cure thermale.

Aulus, somme toute, ne fait qu'activer puissamment la propension naturelle de l'organisme à se débarrasser de tout ce qui lui est étranger, tendant toujours ainsi à la perfection du type physiologique.

Ce n'est qu'incidemment que je mentionnerai les eaux salines sulfatées chaudes de Loëche bien supérieures, dans l'espèce, à toutes les eaux médicinales.

CONCLUSION.

Ainsi s'éclairent et tombent, au cours de ces études, ces apparentes antinomies thermales, erreurs encore trop accréditées aujourd'hui.

Somme toute, selon l'état des forces du sujet, le degré d'éloignement du mode aigu de la maladie ; enfin, d'après les combinaisons plus ou moins heureuses des agents thermaux, l'eau sera tonique ou déprimante, excitante ou résolutive, plastique ou dissolvante.

La crise thermale elle-même, le plus haut degré de l'excitation, n'est que l'expression méconnue de la sédation qu'impriment à la respiration l'eau et son hydrogène sulfuré.

Enfin, sous l'empire d'états constitutionnels définis —
(dystrophies arthritiques ; lésions cutanées, osseuses
et viscérales de la scrofule , de la syphilis et de la
phthisie), — quand l'eau thermale ne trouve point
dans les tissus atteints des éléments doués encore
d'une vitalité suffisante pour être régénérés, elle les
dissout, hâte leur ruine , souvent celle du sujet ; suivant en cela la loi de la nature dont le but étant la manifestation de la vie, reste toujours identique à elle-même ,
soit qu'elle tende, ce qui est constant, à ramener les organes déchus aux conditions originelles de l'évolution vitale;
soit qu'elle les supprime, quand ils sont incapables d'en
supporter l'effort et de remplir ses fins.

(Tous droits d'auteur réservés).

INDEX ALPHABÉTIQUE.

Accoutumance 12, 13
Alcool. 64
Alimentation... 7
Altitude 6, 7
Anémie.. .... 36, 41, 49
Angine (voir Pharynx).
— rhumatismale....... 59
— de poitrine....... .. 19
Arthritisme.... 37, 38, 62, 70
Asthme et anhélation .. 6, 19,
    35, 41, 53, 56, 60
Bains..... 14, 17, 18, 42, 67
Boisson.. 8, 9, 12, 13, 21, 22
Bronchite. 4, 7, 19, 31, 53, 56

Café.............. .. 22, 34
Calorique......... 19, 23, 43
Cerveau.... 6, 11, 12, 18, 39,
    40, 68
Chimie.............. 24, 66
Classement des Eaux... 22, 23
Climat........... 4
Cœur et Circulation.. 6, 9, 10,
    12, 18, 31, 34, 35, 36, 39,
    40, 41, 47, 48, 49, 54
Congestion.. 5, 6, 38, à 41, 63
Convenance des Eaux.. 14, 18
Crise thermale......... .. 31
Croup, diphtérie......... 50, 59

Digestif (appareil). 4, 8, 9, 17, 19, 26, 27, 29, 31, 35, 49, 56, 58
Direction du malade. 10, 11, 12
Douches......... 20, 54, 67
Electricité............... 17
Exhalations cutanées.... 7. 17, 20, 25
Fatigue............ ... 8, 9
Fièvre.. 8
— Paludéenne........ 60
Foie............. .. 33, 49
Gargarisme.......... 15, 59
Génital (sens)........ 34, 35
Gingivite...... 65
Goutte.. 9, 10, 29, 38, 44, 52 54, 55, 58
Granulations (pharyngiennes). 56, 57, 58
— utérines. 32, 56, 57, 58
Hémorrhagies. 4, 7, 10, 38, 39, 39, 53, 63
Hémorrhoïdes........ 40, 68
— de la gorge.. 40
Hystérie.. .... 35, 42, 52
Inhalation (humage). 11, 15, 18, 19, 54
Injections nasales........ 15
— rectales. 17
— utérines..... .. 16
Insomnie.......... 9, 26, 34
Larynx (affection du)... 19, 61
Maladies cutanées. 7, 14, 54 à 59
Mercure.. 65
Mucus....... 18, 44, 45, 64
Myélite. 52
Nerveux (système).. 6, 10, 11, 14, 17, 22, 23, 26, 34, 35, 37, 48, 50 à 53, 60, 61, 68
Nez (affections du). 15, 19, 40
Nutrition et réparation.. 9, 30, 32, 36, 46
Ovaire (affections de l') ... 39
Palpitations............. 41
Paralysie générale des aliénés.39
— infantile......... 52
— infectieuse......,. 52

Pleuro-pneumonie ancienne. 46, 49, 63
Pharynx (affections de la gorge ou du)... 19, 32, 38, 58, 67
Phthisie.. 10, 19, 40, 61 à 65
Plomb............... 52
Poumon et Respiration.. 6, 9, 12. 20, 31, 34, 36, 62, 64, 69
Promenade............. 8
Pulvérisation........... 15
Refroidissement. 5, 18, 20, 53, 62
Rhumatisme. 4, 14, 19, 20, 35, 44, 45, 52, 54, 59
Règles.......... 35, 39, 40
Saison thermale......... 5
Sang (Plasticité du). 37, 44, 46
— (Dissolution du) hydroémie....... 46
Scrofule......... 56, 57, 70
Soufre. 33, 63, 66
Sueurs et urines. 7, 13, 14, 20, 35, 44, 45, 52, 54, 59
Surdité catarrhale.. 15
Syphilis .... 51, 52, 65 à 69
Utérus. 16, 19, 32, 35, 39, 40
Vertiges................ 41
Vésico-rénales (affections).. 39, 40, 49
Vie (phases critiques de la). 39, 63

Index *des Stations sulfureuses thermales pyrénéennes*

Amélie-les-Bains..... 66
Ax 21
Barèges.......... 18, 23, 29
Cauterêts. 1, 18, 23, 24, 67, 68
Eaux-Bonnes............. 14
Eaux-chaudes........... 24
La Preste... .... 24, 40
Luchon....... ... 21, 23, 24.
Moligt................ 24
Saint-Sauveur......... 24, 49

DIVERS.

Aulus............... 66 à 69
Ussat .... ,..,. 52

TABLE DES MATIÈRES.

Pages.

I. — Climatologie des Montagnes 4
II. — Influence de l'Altitude sur l'Organisme 6
III. — Hygiène Alimentaire 7
IV. — Hygiène de la Promenade 8
V. — Hygiène Morale 9
VI. — Direction du Malade 10
VII. — Graduation du traitement 12
VIII. — Accoutumance aux Eaux 13
IX. — Le Traitement Externe 14
X. — Ordonnance et Hygiène du Bain 17
XI. — Bains-Vaporium. — Convenance 18
XII. — Douches 20
XIII. — Vaut-il mieux boire l'Eau à la Source ? 21
XIV. — Classement des Eaux 22
XV. — Le Calorique en Thérapeutique 26
XVI. — Propriétés Physiologiques, Pathogéni-
ques et Curatives des Eaux 28
XVII. — Respiration et Circulation 31
XVIII. — Nutrition. — Réparation 32
XIX. — Action Stimulatrice des Eaux 34
XX. — Action Plastique sur le Sang 36
XXI. — Congestions et Hémorrhagies 38
XXII. — Glandes Rénales et Sudorales 41
XXIII. — Reliquats Inflammatoires du Poumon,
de la Plèvre et du Cœur 46
XXIV. — Maladies des Voies Digestives 49
XXV. — Maladies Nerveuses 50
XXVI. — Asthme 53
XXVII. — Maladies Cutanées et Trophonévroses. 54
XXVIII — Influence Préventive et Curative des
Eaux Sulfureuses Thermales sur les
infectueux organiques 59
XXIX. — Fièvres Paludéennes anciennes 60
XXX. — Phthisie Pulmonaire et Laryngée 61
XXXI. — Syphilis, Mercure et Soufre 65
Conclusion 69
Index Alphabétique 70

Agen, Imprimerie Veuve Lamy.

www.ingramcontent.com/pod-product-compliance
Ingram Content Group UK Ltd.
Pitfield, Milton Keynes, MK11 3LW, UK
UKHW021645130726
13696UKWH00004B/1424